むかしの頭で診ていませんか？

# 呼吸器診療を
# スッキリ
# まとめました

【編集】
## 滝澤 始
Hajime Takizawa

Learn Clinical Pneumology
in Fast and Easy Way

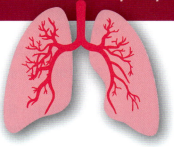

南江堂

# 執筆者一覧

■ **編　集**

| | | |
|---|---|---|
| 滝澤　　始 | たきざわ　はじめ | 杏林大学医学部呼吸器内科 |

■ **執　筆** (執筆順)

| | | |
|---|---|---|
| 多賀谷悦子 | たがや　えつこ | 東京女子医科大学内科学第一講座 |
| 山路　義和 | やまじ　よしかず | 山口大学医学部附属病院<br>呼吸器・感染症内科 |
| 大石　展也 | おおいし　のぶや | 東京逓信病院呼吸器内科 |
| 高見　和孝 | たかみ　かずたか | 関東中央病院呼吸器内科 |
| 長谷川直樹 | はせがわ　なおき | 慶應義塾大学病院感染制御部 |
| 鳥羽　聡史 | とば　さとし | 大分大学医学部<br>呼吸器・感染症内科学講座 |
| 長谷川好規 | はせがわ　よしのり | 名古屋大学医学部附属病院呼吸器内科 |
| 山谷　睦雄 | やまや　むつお | 東北大学大学院医学系研究科<br>先進感染症予防学寄附講座 |
| 堀口　高彦 | ほりぐち　たかひこ | 藤田保健衛生大学坂文種報德會病院<br>呼吸器・アレルギー内科 |
| 山内　康宏 | やまうち　やすひろ | 東京大学医学部附属病院呼吸器内科 |
| 新実　彰男 | にいみ　あきお | 名古屋市立大学病院<br>呼吸器・アレルギー内科 |
| 小出　　卓 | こいで　たかし | 佼成病院内科・呼吸器内科 |
| 横山　琢磨 | よこやま　たくま | 杏林大学医学部呼吸器内科 |
| 寺本　信嗣 | てらもと　しんじ | 和光駅前クリニック |
| 善家　義貴 | ぜんけ　よしたか | がん・感染症センター都立駒込病院<br>呼吸器内科 |
| 大島　信治 | おおしま　のぶはる | 国立病院機構東京病院アレルギー科 |
| 西川　正憲 | にしかわ　まさのり | 藤沢市民病院呼吸器内科 |
| 阿部　信二 | あべ　しんじ | 日本医科大学付属病院呼吸器内科 |

| | | |
|---|---|---|
| 藤野　昇三 | ふじの　しょうぞう | 帝京大学医学部附属溝口病院外科 |
| 一和多俊男 | いちわた　としお | 東京医科大学八王子医療センター<br>呼吸器内科 |
| 倉井　大輔 | くらい　だいすけ | 杏林大学医学部呼吸器内科 |
| 松根　彰志 | まつね　しょうじ | 日本医科大学武蔵小杉病院耳鼻咽喉科 |
| 榛沢　和彦 | はんざわ　かずひこ | 新潟大学医歯学総合病院<br>心臓血管外科・呼吸器外科（第二外科） |
| 杉山　温人 | すぎやま　はるひと | 国立国際医療研究センター病院<br>呼吸器内科 |
| 星　　作男 | ほし　さくお | 有隣病院内科 |
| 鈴木　俊介 | すずき　しゅんすけ | 上大岡内科・呼吸器科クリニック |
| 幸山　　正 | こうやま　ただし | 帝京大学医学部附属溝口病院第四内科 |
| 和田　裕雄 | わだ　ひろお | 順天堂大学大学院医学研究科<br>公衆衛生学講座 |
| 佐藤　慎二 | さとう　しんじ | 東海大学医学部内科学系リウマチ内科学 |
| 横井　秀格 | よこい　ひでのり | 杏林大学医学部耳鼻咽喉科 |
| 大林　王司 | おおばやし　おうじ | 練馬光が丘病院呼吸器内科 |
| 荒岡　秀樹 | あらおか　ひでき | 虎の門病院臨床感染症科 |
| 五十嵐尚志 | いがらし　ひさし | 川崎幸クリニック |

# 序　文

　内科の一般診療における慢性疾患の筆頭が高血圧，脂質異常症とすると，急性疾患で一番多いのはおそらく咳を主訴とする各種の呼吸器疾患かと思われます．季節によってはそれに胃腸疾患が加わるというのが実際ではないでしょうか．ある報告によれば，遷延する咳の初期診療の8割が，また気管支喘息診療の9割が，一般内科医によって行われています．

　どの領域にもいえることですが，医学・医療の世界は日進月歩で，呼吸器領域にも次々とニューウェーブが押し寄せています．それ自体は誠に歓迎されるべきことですが，日々の多忙な診療の傍ら，こうした動きに自らをアップデートさせていくのは容易ではありません．また，最近はインターネット上で勉強したことをかかりつけ医に質問する患者さんもいらっしゃいます．

　本書は呼吸器疾患を網羅するのではなく，実地診療でしばしば疑問に思う事柄やいまどきのトピックスをピックアップして，その道のプロにわかりやすく，できる限り「スッキリ」まとめてもらったものです．テーマのなかには，エビデンスも十分ありガイドラインが整備されているものもある一方，かなり経験的な部分もありますが，あえて最初に結論を述べていただき，続いてその根拠や理由を記述してもらっています．随所にそれぞれの執筆者の経験に基づいた clinical pearls（診療のコツ）がちりばめられていますので，どうかザッと目を通すのではなく，味わいながら，そして気楽にお読みいただければと存じます．

　わが国は世界に先駆けて未曾有の超高齢社会に突入しつつあります．患者さんは，一人の人間をまるごと面倒みてくれる理想の先生を求めています．そんな頼りになる先生は漫画やドラマのなかだけだよ，と思いつつ，自分もそろそろ患者になる身としては，そうなるべく実地に奮闘されている先生方に大いなる敬意とエールを送りたいと存じます．本書がそんな皆さんの一助になれば幸いです．

2017年10月

滝澤　始

# 目 次

1. なぜ咳が出る，なぜ痰が出る：病態から考える治療薬の選択 ── 多賀谷悦子 ── 2
2. 呼吸器診療で役立つ血液および呼気ガス検査 ── 山路　義和 ── 10
3. かぜと思っても抗菌薬を使うべきときがありますか？ ── 大石　展也 ── 16
4. 外来で診る市中肺炎：どこまで見るべき？ ── 高見　和孝 ── 22
5. 肺結核は今どうなっているのでしょう？ ── 長谷川直樹 ── 29
6. 非結核性抗酸菌症・肺MAC症の最新事情：いつ専門医にコンサルトする？ ── 鳥羽　聡史 ── 36
7. びまん性汎細気管支炎（DPB）は今もあるんですか？ ── 長谷川好規 ── 42
8. マクロライド少量長期療法はどんなときに行う？ ── 山谷　睦雄 ── 47
9. 気管支喘息の吸入薬はいったいどう使い分ければ？ ── 堀口　高彦 ── 55
10. COPDの吸入療法はどう選んだら良いですか？ ── 山内　康宏 ── 63
11. 咳が長引いたら，どう鑑別して何を使う？：鎮咳薬，気管支拡張薬，吸入ステロイド薬などの使い分け ── 新実　彰男 ── 70

| | | |
|---|---|---|
| 12 | 咳の長引く感染症とその対策 | 77 |
| | | 小出　卓 |
| 13 | 腫瘍性疾患を疑うときの血液検査<br>（腫瘍マーカー）とその意義 | 83 |
| | | 横山　琢磨 |
| 14 | 介護施設に入所中の方の肺炎の治療と予防法は？ | 88 |
| | | 寺本　信嗣 |
| 15 | 進行期肺癌の分子標的薬の進歩：<br>「頑張る」意味があるのか？ | 96 |
| | | 善家　義貴 |
| 16 | 気管支喘息治療薬を<br>減らしたいときはどの順番で？ | 103 |
| | | 大島　信治 |
| 17 | COPD患者さんの生活指導のコツは？：<br>身体活動性の向上・維持を目指す | 108 |
| | | 西川　正憲 |
| 18 | 特発性間質性肺炎（IIPs）に<br>効く薬ができたそうですね | 116 |
| | | 阿部　信二 |
| 19 | 続発性気胸を繰り返す患者さんの治療法は？ | 122 |
| | | 藤野　昇三 |
| 20 | 新しい呼吸機能検査IOSは<br>どう使えば良いですか？ | 128 |
| | | 一和多俊男 |
| 21 | NPPV患者さんを外来で診るときの注意点 | 135 |
| | | 倉井　大輔 |
| 22 | 喘息と鼻炎や副鼻腔炎の合併は，<br>いつ疑ってどうしたら良いでしょう？ | 141 |
| | | 松根　彰志 |
| 23 | 肺血栓塞栓症はどうしたら予防できますか？ | 147 |
| | | 榛沢　和彦 |

| | | |
|---|---|---|
| **24** | 患者さんから「喘息を気管支鏡で治せると聞いたのですが?」と言われたら:気管支温熱療法 杉山 温人 | 154 |
| **25** | 肺癌検診にエビデンスはあるのか? 星 作男 | 160 |
| **26** | 睡眠時無呼吸症候群はどんなとき疑えば良いですか? 鈴木 俊介 | 165 |
| **27** | 抗IgE抗体に加え新しい注射薬が出たそうですが,どんな人に使うのでしょう? 幸山 正 | 173 |
| **28** | COPDはタバコ病といいますが,喫煙者の1割しかならないといいますね 和田 裕雄 | 180 |
| **29** | 関節リウマチの治療経過中に肺陰影が出現したら? 佐藤 慎二 | 186 |
| **30** | 舌下免疫療法が保険適用になったそうですね 横井 秀格 | 193 |
| **31** | 気管支喘息かCOPDかわかりにくいときは? 大林 王司 | 198 |
| **32** | 肺炎球菌ワクチンは誰にいつどれを? 荒岡 秀樹 | 206 |
| **33** | インフルエンザの治療薬の使い分け 五十嵐尚志 | 213 |
| | 索 引 | 220 |

> **謹告** 著者ならびに出版社は,本書に記載されている内容について最新かつ正確であるよう最善の努力をしております.しかし,薬の情報および治療法などは医学の進歩や新しい知見により変わる場合があります.薬の使用や治療に際しては,読者ご自身で十分に注意を払われることを要望いたします. 株式会社 南江堂

むかしの頭で診ていませんか?
呼吸器診療をスッキリまとめました

1 → 33

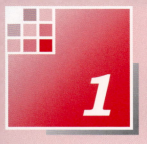

# なぜ咳が出る,なぜ痰が出る:病態から考える治療薬の選択

## 結論から先に

- 病歴,咳の持続期間,乾性か湿性かなど,各疾患に特異的なポイントを聴取することが重要です.
- 痰を伴う湿性咳嗽や誤嚥性肺炎では,中枢性鎮咳薬をいきなりは使用しないのが原則です.
- 重篤化する疾患(肺結核,間質性肺炎,肺癌,肺血栓塞栓症など)を見逃さないことが大切です.

## そもそも咳,痰とは?

- 本来,咳,痰は,異物を気道外に排除する重要な生体防御機構です[1,2].
- 咳は外来受診患者のもっとも多い主訴の一つで,痰も含め症状が長引くと日常生活にも支障をきたすようになるため,迅速な診断と的確な治療が重要です.

### 1 喀 痰

- 痰は下気道由来の過剰な分泌物で,外から侵入したほこりや異物,細菌を取り込んだマクロファージや,剥がれ落ちた上皮細胞が含まれています.
- 気道が外的刺激を受けると,気道粘膜に分布する自律神経が興奮し,粘膜に存在する炎症細胞からさまざまなケミカルメディエーターが遊離し,痰の分泌量が増加します.

- 健常者では1日に10～100 mL産生されます．
- 粘液糖蛋白（気道上皮杯細胞，粘膜下腺粘液細胞），水分分泌（気道上皮細胞，粘液下腺漿液細胞），血漿成分の漏出により産生されます．
- 成分は95％が水分，5％が固形成分です．固形成分には，粘液糖蛋白（ムチン），リゾチーム，サーファクタント，免疫グロブリン（IgA），脂質や酵素などがあります．

- 痰の増加は，気道分泌の亢進と気道クリアランスの障害によって起こります．
- 痰の排出は，粘液線毛運動と咳により行われます．
- 気道の粘膜表面はゾル層とその上を覆うゲル層で構成され，前者はほとんどが気道上皮由来の水分，後者は粘液下腺や杯細胞から分泌される粘液糖蛋白から構成されます．気道粘液中で線毛が一定の周波数（15 Hz程度）で協調運動を行うことにより，ゲル層の分泌物を体外に排出します．

## 2 咳　嗽

### a｜咳嗽の発生機序（図1）[3)]

- 咽頭，喉頭，鼻腔，外耳道，気管，気管支，横隔膜や食道下部に存在する咳受容体が異物を感知すると，その刺激は迷走神経求心路により延髄の「咳中枢」に伝達されます．そして，「咳中枢」が遠心路により呼吸筋にその情報を伝え，咳が発生します．
- 気道壁表層の咳受容体感受性亢進と，気道壁深層の気道平滑筋収縮により誘発される2つの機序が指摘されています．

#### 1）咳受容体感受性の異常

- 咳受容体には，迷走神経の有髄神経であるA$\delta$線維の終末受容体 rapidly adapting receptors（RARs）と，無髄神経のC線維の神経終末の2つがあります．気道粘液などの機械的刺激はA$\delta$線維を直接刺激します．一方，感染などの炎症による化学的刺激は，C線維を

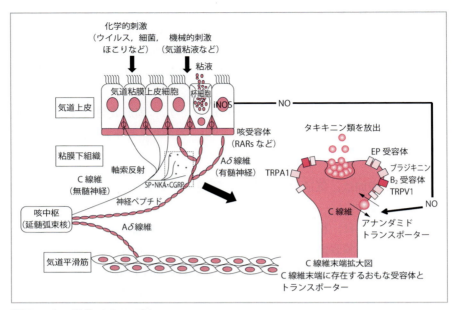

**図1　咳の発生メカニズム**
SP：サブスタンス P，NKA：ニューロキニン A，CGRP：カルシトニン遺伝子関連ペプチド，RARs：rapidly adapting receptors，TRPV1：transient potential vanilloid receptor1，TRPA1：transient receptor potential ankyrin1，EP 受容体：プロスタグランジン受容体

（亀井淳三：咳受容体感受性亢進機序．THE LUNG perspectives 21：329-333，2013 を参考に著者作成）

介した軸索反射により神経末端からサブスタンス P（SP），ニューロキニン A（NKA）やカルシトニン遺伝子関連ペプチド（calcitonin gene-related peptide：CGRP）などの神経ペプチドを放出させることにより，Aδ線維を二次的に刺激し，延髄の咳中枢に至る求心路を経て咳を発生させます．

- 咳受容体を刺激する検査—カプサイシン咳感受性試験
  ①過剰刺激：気道粘液の過分泌，気道内異物
  ②感受性亢進：アトピー咳嗽，胃食道逆流症（gastroesophageal reflux disease：GERD）による咳，ACE 阻害薬による咳
  ③感受性低下：誤嚥による咳

2) 気道平滑筋収縮
- 平滑筋内に存在する知覚神経 A$\delta$ 線維が，平滑筋収縮により刺激され，咳中枢の興奮が惹起され咳嗽反射が起こります．

- 一般的な咳発生の機序であり，咳受容体感受性は正常です：気管支喘息，咳喘息

- 近年，痛みのシグナルに関与している $Ca^{2+}$ 流入チャネルである transient receptor potential（TRP）スーパーファミリーが咳発生機序の一因として注目されています[4]．
- カプサイシン受容体である transient potential vanilloid receptor 1（TRPV1）は，酸，熱（43℃以上）や内因性カンナビノイドであるアナンダミドにより活性化され，一酸化窒素（NO）は TRPV1 を介してタキキニンを遊離します．

## b 咳嗽の分類

- 痰の有無による分類
  ①湿性咳嗽：痰を伴う咳
  ②乾性咳嗽：痰を伴わない，いわゆる"空咳"

- 持続期間による分類：持続期間によって原因疾患が異なってくるため，問診で重要な項目です．
  ①急性咳嗽：3週間以内
  ②遷延性咳嗽（亜急性咳嗽）：3〜8週間
  ③慢性咳嗽：8週間以上

- 急性咳嗽：感染症（急性上気道炎，気管支炎，肺炎，肺化膿症，肺胸膜炎）によるものが多く，循環器系（心不全，肺血栓塞栓症，不整脈）や誤嚥，GERD によるものがあります．
- 遷延性咳嗽：感染後咳嗽であり，湿性から乾性へと移行するため鎮咳薬を投与します．

## 問　診

- いつから（持続期間），どんなときに出るか，湿性か乾性か，発熱・咽頭痛，鼻閉・鼻漏，喘鳴の有無，喫煙歴，鼻アレルギー・鼻・副鼻腔炎・喘息の既往，労作時の息切れ，ペット飼育，家族内・職場内発生，住宅環境，胸やけ，誤嚥，他疾患の既往，合併症，常用薬，職業・職歴，気道過敏性症状などを聴取します．

## 検　査

- 胸部単純X線検査に加え，必要に応じて胸部CT検査を行います．
- 喀痰検査：細菌検査，細胞の検査（好酸球，好中球），Curschmannらせん体，細胞診により検査します．
- 血液検査：末梢血好酸球数，血清IgEを測定します．
- 耳鼻科の検査：副鼻腔X線，CTにより行います．
- 呼吸機能検査，呼気中一酸化窒素（FeNO）：両方の検査を同じ日に行うと査定されます．

## 咳嗽と痰の治療薬

### 1 鎮咳薬（中枢性，末梢性）

- 中枢性鎮咳薬：咳中枢に作用します（狭義の鎮咳薬）．麻薬性と非麻薬性の2種類があります．
- 末梢性鎮咳薬：咳受容体に作用します（間接的に作用）．去痰薬，気管支拡張薬，漢方薬，トローチ，含嗽薬，局所麻酔薬などがあります．
- 中枢性麻薬性鎮咳薬は，ウイルスや菌を排出させるための生体防御反応である咳を止めてしまうため，特に細菌感染による気管支炎，肺炎や誤嚥性肺炎では悪化させてしまう場合があり，はじめからは使用しません．

- ただし，肺癌末期の咳，間質性肺炎の乾性咳嗽，マイコプラズマ肺炎などの非定型肺炎（または気管支炎）の空咳，嘔気・嘔吐，尿失禁を伴う激しい咳，肋骨骨折，椎間板ヘルニア，咳による著しいQOL低下がみられる場合は例外的にはじめから使用します．

### a | 有害反応・禁忌

有害反応として，
- 中枢性麻薬性鎮咳薬：依存症，便秘，麻痺性イレウス，眠気，悪心，嘔吐，排尿障害，気管支痙攣，呼吸抑制．
- 非麻薬性鎮咳薬：めまい，口渇，眠気，便秘，頻脈．
- 末梢性麻薬性鎮咳薬：緑内障，尿路閉塞

に注意が必要です．
- ブロムヘキシン（ビソルボン®）の吸入や静注は，発作時や痰が喀出困難な喘息患者さんに対し行われてきましたが，アスピリン喘息患者さんでは防腐剤のパラベンが発作を誘発することがあるため，使用しないほうが良いです．
- メジコン®とParkinson病治療薬のMAO阻害薬の併用は，セロトニン症候群の恐れがあるため禁忌です．

## 2 去痰薬

### a | 作用機序による分類

#### 1）狭義の去痰薬：粘液組成を変化させる薬剤

①気道粘液溶解薬：ムチンの性状を変化させ，気管支下腺の漿液性分泌を促し，痰の粘稠度を低下させます．
②気道粘液修復薬：痰の粘弾性を減少させ，ムチンの生成を抑制し，痰の粘稠度を適正化させます．
③気道分泌細胞正常化薬：ムチンを分泌する杯細胞の過形成を抑制し，気道漿液の分泌を亢進させます．
④気道潤滑薬：肺サーファクタントの分泌促進，粘液線毛輸送系を賦活化します．

⑤界面活性剤：痰の表面張力を低下させ，気道上皮への粘着性を低下させます．

2）気道分泌を抑制する薬剤

抗コリン薬，抗ヒスタミン薬，ステロイド薬，非ステロイド抗炎症薬（NSAIDs），ロイコトリエン受容体拮抗薬，マクロライド系抗菌薬（14員環，15員環）

3）線毛運動を賦活化する薬剤

気道の cyclic AMP を上昇させ，線毛運動を賦活化します．

$\beta_2$ 刺激薬，キサンチン製剤，漢方薬（大棗(タイソウ)を含有）

### Take Home Message

- 咳の持続期間を聴取し，3週間以上持続する場合には胸部単純X線検査で異常がないか確認します．
- 急性期の咳は感染症の場合が多く，湿性咳嗽では，はじめから鎮咳薬は使用しません．
- 固い痰で喀出困難な場合には，気道粘液溶解薬が適応となり，粘稠な痰では粘液修復薬の効果が期待されますが，気管支炎や肺炎では併用治療やネブライザーを用いた吸入を行います．

## コラム　去痰薬使い分けのコツ

- ムコダイン®，ムコソルバン®，ビソルボン®はよく使用されますが，前2者には副鼻腔炎の適応があるもののビソルボン®にはありません．痰が固く喀出困難な場合にはビソルボン®，固くないが痰の量が多い場合にはムコダイン®，粘稠な痰ではムコソルバン®を使うことが多いですが，これらを併用することで効果がみられることがあります．
- ビソルボン®やムコダイン®には唾液分泌作用があり，口腔内乾燥にも使用できます．
- 中枢性鎮咳薬の有害反応として便秘がみられることが多いですが，麦門冬湯（バクモンドウトウ）を併用することにより，その成分の一つである粳米（うるち米）が気道や腸の粘膜を潤わせ，便秘が軽減されることがあります．
- 抗コリン薬の吸入薬は分泌抑制作用のみならず，TRPV1に作用することが報告され，喘息や慢性閉塞性肺疾患（chronic obstructive pulmonary disease：COPD）における鎮咳効果がみられます．
- コデイン液，コデイン配合シロップは2017年に販売中止になりました．
- 近年，咳中枢への伝達における感覚神経の過敏性と神経因性疼痛の類似性が指摘され，難治性咳嗽に対して，慢性疼痛治療薬のガバペンチン，プレガバリンなどによる新たな治療が試みられています．
- 咳嗽の診療の指針として2012年に改訂された『咳嗽に関するガイドライン第2版』[1]は，より実地臨床に即した内容になり，非専門医でも有効に活用できます．

## 文献

1) 日本呼吸器学会 咳嗽に関するガイドライン第2版作成委員会：咳嗽に関するガイドライン，第2版，メディカルレビュー社，東京，2012
2) Irwin RS, et al.：Managing cough as a defense mechanism and as a symptom. A consensus panel report of the American College of Chest Physicians. Chest **114**：133S-181S, 1998
3) 亀井淳三：咳受容体感受性亢進機序．THE LUNG perspectives **21**：329-333, 2013
4) Mitchell JE, et al.：Expression and characterization of the intracellular vanilloid receptor (TRPV1) in bronchi from patients with chronic cough. Exp Lung Res **31**：295-306, 2005

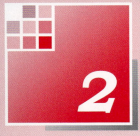

# 2 呼吸器診療で役立つ血液および呼気ガス検査

## 結論から先に

- 呼気 NO 濃度は喘息の補助診断に使用され，カットオフ値は 22 ppb です．
- 呼気 CO 濃度は喫煙状況を判定する検査です．
- びまん性肺疾患の検査には，KL-6 や自己抗体検査などが役立ちます．

## 呼吸器診療で役立つ呼気ガス検査

### 1 呼気一酸化窒素（nitric oxide：NO）濃度

- 喘息の補助診断やモニタリングに使用します．
- 下気道の好酸球性気道炎症を調べる検査です．
- 約 10 秒程度の呼気で測定可能な検査です．
- 非侵襲的かつリアルタイムに測定が可能であり，再現性にも優れています．
- ステロイド薬の反応性を予測するのに有用であることが示されています．

#### a 呼気 NO 濃度を用いた喘息の診断

- 日本人の成人健常者の平均値は 15 ppb，正常上限値は 37 ppb です（図 1）[1]．
- 喘息患者では呼気 NO 濃度が高く，未治療喘息患者と健常者を弁別するカットオフ値は 22 ppb（感度：91％，特異度：84％）です．

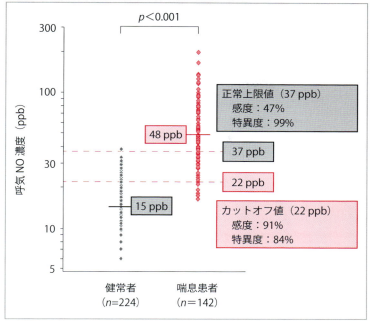

**図1　健常者と喘息患者の呼気 NO 濃度の分布とカットオフ値**
(Matsunaga K, et al.: Exhaled nitric oxide cutoff values for asthma diagnosis according to rhinitis and smoking status in Japanese subjects. Allergol Int **60**: 331-337, 2011 より改変し引用)

- 吸入ステロイド薬（ICS）未使用の患者さんで，発作性の喘鳴など喘息を疑わせる症状に加え，呼気 NO 濃度が 22 ppb 以上で喘息の可能性が高く，37 ppb 以上でほぼ確実に喘息と診断できます．

### b｜呼気 NO 濃度測定の注意点

- さまざまな因子が測定値に影響を及ぼすため，解釈には注意が必要です（表1）．
- 現在の喫煙およびアレルギー性鼻炎と喘息診断における呼気 NO 濃度のカットオフ値は変化し，鼻炎のない非喫煙者で 22 ppb，鼻炎がある非喫煙者で 28 ppb，鼻炎のない現喫煙者で 18 ppb，鼻炎がある現喫煙者では 22 ppb です．

表1 呼気 NO 濃度に影響を与える因子

| | |
|---|---|
| 呼気 NO 濃度を上昇させる因子 | 小児では年齢が上がると上昇する |
| | 硝酸塩含有食物（レタス，ほうれん草，小松菜など）：摂取後 2 時間をピークに増加 |
| | ウイルス性感染症（上気道，下気道） |
| | アレルギー性鼻炎 |
| 呼気 NO 濃度を低下させる因子 | 呼吸機能検査後：呼気 NO 濃度測定は，呼吸機能検査前に行うこと |
| | 水，カフェイン，アルコール |
| | 喫煙：活性酸素により，① NO 合成酵素の活性が低下し，②呼気 NO が気道局所で消費されるため |

### コラム  喘息の補助診断としての IgE

- 喘息の補助診断としてアトピー素因を調べる採血には，総 IgE 値と抗原特異的 IgE 抗体があります．呼吸器領域では，花粉（イネ科植物，雑草，樹木），室内塵・ダニ，真菌類（カビ），動物上皮，昆虫など吸入抗原を中心に測定します．
- class 0 ～ 6 の 7 段階で評価され，class 2 以上を陽性とします．生活環境や症状の出現する季節を考え，原因抗原を推定します．
- 上記を網羅的に考えた抗原特異的 IgE 抗体の検査例として，カモガヤ，ブタクサ，ヨモギ，ハンノキ，スギ，ヤケヒョウダニ，ハウスダスト，アスペルギルス，カンジダ，アルテルナリア，ネコ皮屑，イヌ皮屑，ゴキブリなどを提出します．

## 2 呼気一酸化炭素（carbon monoxide：CO）濃度

- 現在の喫煙状況を把握します．
- 15 秒間の息止め後の呼気で測定が可能です．

表2 間質性肺炎マーカー

|  | KL-6 | SP-D | SP-A |
|---|---|---|---|
| おもな産生細胞 | II型肺胞上皮細胞 | II型肺胞上皮細胞 | II型肺胞上皮細胞 |
| 蛋白 | 膜貫通型糖蛋白 | 分泌型蛋白 | 分泌型蛋白 |
| 基準値 | < 500 U/mL | < 110 ng/mL | < 43.8 ng/mL |
| 間質性肺炎以外で上昇する因子 | 肺癌, 膵癌, 乳癌など | 心不全, 細菌性肺炎 | 腎不全, 喫煙者, 細菌性肺炎 |

### a｜呼気CO濃度の評価

- 非喫煙者と喫煙者のカットオフ値は6 ppmです．
- 喫煙者はおおむね10 ppm以上と有意に高く，喫煙本数に比例して上昇します．
- 1日20本の喫煙は，呼気CO濃度15〜25 ppmを示し，血中COHb濃度は3〜4％に相当します．すなわち，酸素飽和度が3〜4％低下する計算になります．

### b｜呼気CO濃度測定の注意点

- 特異性は高くなく，自動車の排気ガス，ガス・石油ストーブなどの影響を受けます．
- 半減期が4〜5時間程度であり，最長48時間前後の禁煙で非喫煙者と同レベルになります．

## 呼吸器診療で役立つ血液検査

### 1 間質性肺炎

- 間質性肺炎の診断に有用な血清マーカーにはKL-6，SP-D，SP-Aがあります（表2）．
- KL-6は，肺胞上皮細胞の過形成，破壊，炎症による血管透過性の亢進で上昇します．
- 特発性間質性肺炎，過敏性肺炎，放射線肺臓炎，膠原病肺などの疾

患において KL-6 は 70 〜 100％の陽性率です.
- SP-D，SP-A は肺サーファクタント蛋白で，特発性間質性肺炎に対する陽性率は KL-6 と同様です.
- KL-6 は線維化病変の広がりと相関し，SP-D，SP-A はすりガラス陰影の広がりと相関します.
- ただし，KL-6 は肺癌などの悪性腫瘍で高値となり注意が必要です.
- 間質性肺炎の外来フォロー時は，KL-6，SP-D で病勢の判断をし，慢性期であれば 1 〜 3 ヵ月ごとに検査します（保険の適用範囲内で）.

## 2 膠原病を疑う自己抗体検査

- 膠原病関連の間質性肺炎を疑うとき，まず抗核抗体，リウマチ因子，抗 CCP 抗体，MPO-ANCA などを提出します.
- 抗核抗体の染色型を参考に追加の検査を提出します（**表 3**）.
- 筋炎を疑う場合は，抗核抗体陰性でも抗 Jo-1 抗体，抗 ARS 抗体，抗 MDA5 抗体などを提出します.

表3　抗核抗体の染色型と疾患

| 染色型 | 自己抗体 | 関連疾患 |
| --- | --- | --- |
| homogeneous | 抗 ds-DNA 抗体 | SLE |
| peripheral | 抗 ds-DNA 抗体 | SLE |
| speckled | 抗 Sm 抗体<br>抗 SS-A/Ro, SS-B/La 抗体<br>抗 RNP 抗体<br>抗 Scl-70 抗体 | SLE<br>Sjögren 症候群<br>MCTD，SLE<br>SSc |
| nucleolar | 抗 RNP 抗体 | SSc |
| centromere | 抗セントロメア抗体 | SSc（クレスト症候群） |
| cytoplasmic | 抗 Jo-1 抗体<br>抗 ARS 抗体<br>抗 SS-A/Ro 抗体 | PM/DM<br>PM/DM<br>Sjögren 症候群，SLE，RA |

## 3 過敏性肺炎

- 原因としては，真菌と鳥が原因していることが多いです．血液検査で測定可能なものは，夏型過敏性肺炎の抗トリコスポロン・アサヒ抗体，鳥関連過敏性肺炎の鳥関連 IgG 抗体（ハト，オウム，セキセイインコ：保険適用なし）です．

---

### 📬 Take Home Message

- 喘息を疑う症状があり，呼気 NO 濃度が 22 ppb 以上あれば喘息を疑います．
- 膠原病を疑う場合は，まず抗核抗体を提出し，その染色型から特異的な自己抗体を提出します．

---

### ■ 文 献

1) Matsunaga K, et al. : Exhaled nitric oxide cutoff values for asthma diagnosis according to rhinitis and smoking status in Japanese subjects. Allergol Int **60** : 331-337, 2011

［謝　辞］
本論文を作成するにあたりご指導・ご鞭撻を賜りました松永和人教授に心より御礼申し上げます．

# 3 かぜと思っても抗菌薬を使うべきときがありますか？

## 結論から先に

- 慢性肺疾患や免疫抑制状態などの基礎疾患のない健康な成人の"かぜ"には，ほとんどの場合，抗菌薬は使うべきではありません．
- "かぜ"で抗菌薬を使うべきときは，百日咳，A群β溶血性連鎖球菌（group A β-hemolytic Streptococcus：GAS）による咽頭炎，症状が初期から重篤である，症状が持続する，あるいは悪化する急性鼻・副鼻腔炎などに限られます．また喉頭蓋炎など，抗菌薬治療が必須である重篤な疾患を見逃さないことも大切です．

## 具体的にどうするか？

- "かぜ"は急性の上気道感染症に対する一般的な総称として用いられており，発熱，鼻づまり，鼻汁，くしゃみ，のどの痛み，咳などが，さまざまな組み合わせで生じる場合を言います．
- 基礎疾患のない健康な成人の"かぜ"に対する抗菌薬使用の適否を考える場合，"かぜ"を急性気管支炎，咽頭炎，急性鼻・副鼻腔炎，その他の普通感冒に分けると，より具体的に考えやすくなります．

### 1 急性気管支炎の場合[1, 2]

- 急性気管支炎は，自然治癒傾向のある気管支の炎症です．咳が特徴的で，軽度の全身症状とともに痰を伴う場合と伴わない場合があり，咳は6週間程度まで続くことがあります．基礎疾患のない健康な成人の急性気管支炎の原因は90％以上がウイルスですので，抗菌薬

は無効です．時に肺炎マイコプラズマ（*Mycoplasma pneumoniae*），肺炎クラミジア（*Chlamydophila pneumoniae*）が原因の場合があります．地域で流行がみられている場合は，百日咳も考慮されます．
- 膿性痰は，炎症細胞や剝離した上皮細胞の存在によるので，それだけで細菌感染があるとはいえません．急性気管支炎と肺胞領域の炎症である肺炎を鑑別することは重要です．70 歳以下の健康な成人の場合，① 100/分を超える頻脈，② 24 回/分を超える頻呼吸，③ 38℃を超える発熱，④胸部診察での異常所見（副雑音，egophony など）の 4 つすべてが認められない場合は，肺炎の可能性は低くなります．しかし高齢者では，肺炎でも発熱・頻呼吸などの症状・所見に乏しい場合が多いので注意が必要です．疑わしい場合は，胸部単純 X 線写真で陰影の有無を確認する必要があります．
- 肺炎の合併のない急性気管支炎では，抗菌薬を使用するべきではありません．無作為化比較試験のシステマティックレビューでは，抗菌薬の使用を支持するエビデンスは限られており（症状の早期改善は 1 日未満ときわめてわずか），抗菌薬による有害反応が増加する傾向が示されています．
- 肺炎マイコプラズマ，肺炎クラミジアによる気管支炎の場合も，基本的には自然治癒傾向のある疾患であり，肺炎の合併がなければ，抗菌薬による治療は必要ではないとされています．
- 百日咳は，普通感冒様症状が 1〜2 週間（カタル期）続いたあと，特徴的な発作性の咳が出現し（痙咳期），2〜6 週間持続したのち回復する経過をとります．2 週間以上続く咳に加えて，①発作性の咳込み，②吸気性笛声，③咳込み後の嘔吐，のどれか一つがあれば，臨床的には百日咳と診断されます．確定診断は，ペア血清で 4 倍以上の抗体価の上昇を認めることです．なお，百日咳毒素に対する IgG 抗体は特異度が高く，シングル血清で 100 EU/mL 以上の抗体価があれば，最近の感染が示唆されます．百日咳では，マクロライド系抗菌薬による治療〔アジスロマイシン 3（〜5）日間，クラリスロマイシン 7 日間など〕が推奨されますが，痙咳期以降では抗菌薬を投与しても咳は改善しません．しかし，周囲への病原体の伝播

を抑制するために，咳出現後 3 〜 4 週間以内であれば抗菌薬治療を行うべきです．

## 2 咽頭炎の場合[3, 4]

- 咽頭炎は，嚥下に伴い悪化するのどの痛みが特徴で，発熱などの全身症状を伴うこともあります．通常 1 週間程度で軽快する自然治癒傾向のある疾患で，大部分（> 85％）がウイルス感染によるものです．咳，鼻づまり，結膜炎，嗄声，下痢やアフタ性口内炎などを伴う場合は，ウイルスによる可能性が高く，検査は不要です．
- 重要な点は，GAS による咽頭炎を確実に診断すること，その他の重篤な感染症を除外することです．
- 臨床所見から GAS による咽頭炎の可能性を推測するスコアリングシステムとして，Centor スコアあるいは McIsaac スコアが用いられます（表 1）[5]．検査としては，咽頭ぬぐい液による迅速抗原検出検査と咽頭ぬぐい液培養検査があります．2016 年の American

表 1　Centor スコアと McIsaac スコア

| 症状 | | ポイント |
|---|---|---|
| ①38℃以上の発熱 | | 1 |
| ②咳がない | | 1 |
| ③圧痛のある前頸部リンパ節腫大 | | 1 |
| ④扁桃腫大あるいは浸出 | | 1 |
| ⑤年齢 | < 15 歳 | 1 |
| | 15 歳〜 44 歳 | 0 |
| | ≧ 45 歳 | − 1 |

Centor スコアは，15 歳以上の症例で①〜④の 4 項目を適用．
McIsaac スコアは，3 歳以上の症例に①〜⑤の 5 項目を適用．

（Fine AM, et al. : Large-scale validation of the Centor and McIsaac scores to predict group A streptococcal pharyngitis. Arch Intern Med 172 : 847-852, 2012 を参考に著者作成）

College of Physicians（ACP）と Centers for Disease Control and Prevention（CDC）の推奨では，Centor あるいは McIsaac スコアが3以上の場合に検査を行い，検査で診断が確定した場合にのみ治療するべきとされています．GAS による咽頭炎の治療は，ペニシリン系抗菌薬が第一選択（アモキシシリン 10 日間）で，ペニシリンアレルギーのある場合は，セファレキシン 10 日間（ペニシリンに対する即時型アレルギー・アナフィラキシーのある場合は避ける），アジスロマイシン 3（～5）日間，クラリスロマイシン 10 日間などが推奨されます．抗菌薬治療により，のどの痛みの持続期間が 1～2 日間短縮し，リウマチ熱や膿瘍形成などの合併症の頻度が低下すると同時に，周囲への伝播を防ぎます．

- 嚥下困難，流涎，頸部の痛みや腫脹を認める場合は，咽頭周囲膿瘍，喉頭蓋炎，Lemierre 症候群などの重篤な感染症を疑うことが必要です．咽頭周囲膿瘍や喉頭蓋炎では，気道閉塞を生じる危険性があり，慎重な対応が必要です．Lemierre 症候群は，咽頭炎や口腔内感染症に引き続いて，内頸静脈の血栓性静脈炎と，敗血症性塞栓による全身性の感染性膿瘍形成を生じる重篤な症候群で，起炎菌として嫌気性菌（特に *Fusobacterium necrophorum*）の頻度が高いとされています．これらの重篤な感染症の場合には抗菌薬による治療が必須となります．

- なお，EB ウイルスによる伝染性単核球症は，若年者に発熱，咽頭痛，倦怠感で発症し，咽頭の発赤・浸出を認め，通常，後頸部リンパ節が腫大します．伝染性単核球症患者さんには，アンピシリン・アモキシシリンは禁忌（90％で皮疹を生じる）であり，細菌性咽頭炎と間違えて投与しないことが重要です．

## 3 急性鼻・副鼻腔炎の場合[6]

- 急性鼻・副鼻腔炎は，ウイルス感染やアレルギー・刺激などにより生じた鼻・副鼻腔の粘膜の炎症で，自然治癒傾向のある疾患です．症状は，鼻づまり，膿性の鼻汁，上顎歯の痛み，顔面の痛み・圧痛，

頭痛，嗅覚低下，耳閉感，発熱，咳などです．大部分はウイルス感染が原因で，ウイルス性鼻・副鼻腔炎は抗菌薬治療は不要で，通常7〜10日で軽快します．

- 急性細菌性鼻・副鼻腔炎は，ウイルス性鼻・副鼻腔炎に合併することがありますが，頻度は2%以下とされており，起炎菌として頻度が高いのは肺炎球菌（*Streptococcus pneumoniae*），インフルエンザ菌（*Haemophilus influenzae*），GAS，*Moraxella catarrhalis*，嫌気性菌などです．急性細菌性鼻・副鼻腔炎では抗菌薬治療の適応がありますが，簡単で正確に診断できる検査法はありません．画像検査所見（副鼻腔粘膜肥厚，液体貯留，透過性低下など）も，ウイルス性と細菌性の鑑別には役立ちません．したがって，臨床所見でウイルス性と細菌性を鑑別することが推奨されています．細菌性の可能性が高い臨床所見として，①10日間以上症状が改善せず持続する，②発症初期から症状が重篤である（39℃を超える発熱，膿性分泌物，顔面痛などが3日を超えて持続する），③典型的なウイルス性上気道感染症状が5〜6日間続き，軽快傾向にあったのが，新たに発熱・頭痛・鼻汁の増加など症状が悪化する，があげられています．
- 急性細菌性鼻・副鼻腔炎の治療は，上記の起炎菌を考慮して，ペニシリン系抗菌薬（アモキシシリン）あるいは耐性を考慮してβ-ラクタマーゼ阻害薬配合ペニシリン（アモキシシリン/クラブラン酸）5〜7日間が推奨されています．ペニシリンアレルギーのある場合は，ドキシサイクリンあるいはキノロン系抗菌薬5〜7日間が推奨されています．

## 4 普通感冒の場合[1, 2]

- 普通感冒は軽症のウイルス性急性上気道感染症であり，1〜2週間で自然治癒するもっともありふれた急性疾患です．症状は，くしゃみ，鼻汁，のどの痛み，咳，微熱，頭痛，全身倦怠感などです．普通感冒はさまざまなウイルスによる感染症であるため，抗菌薬は無効で，使用すべきではありません．インフルエンザの場合は，発症

48時間以内に抗インフルエンザ薬（ノイラミニダーゼ阻害薬）を投与することで，症状持続期間を1日短縮できます．

### Take Home Message

- 急性気管支炎の場合，肺炎が疑われない限り，検査や抗菌薬治療を行うべきではありません．
- 咽頭炎の場合，CentorあるいはMcIsaacスコアを参考にして，GAS咽頭炎の可能性が高い場合には検査を行い，確定診断されて初めて抗菌薬治療を行うべきです．また，抗菌薬治療が必須であるその他の重篤な感染症の除外が大切です．
- 急性鼻・副鼻腔炎の場合，症状が初期から重篤である，持続あるいは悪化する場合に，抗菌薬治療を行うべきです．
- 普通感冒には，抗菌薬を処方するべきではありません．
- 効果や有害反応の観点からだけでなく，耐性菌の誘導や医療費の観点からも，根拠の乏しい抗菌薬の使用は避けるべきです．抗菌薬不要の"かぜ"に対して抗菌薬を希望する患者さんには，時間をかけて十分に説明し，理解していただくことが非常に大切です．

### 文献

1) Harris AM, et al. : Appropriate antibiotic use for acute respiratory tract infection in adults: Advice for high-value care from the American College of Physicians and the Centers for Disease Control and Prevention. Ann Intern Med **164** : 425-434, 2016
2) Zoorob R, et al. : Antibiotic use in acute upper respiratory tract infections. Am Fam Physician **86** : 817-822, 2012
3) Vincent MT, et al. : Pharyngitis. Am Fam Physician **69** : 1465-1470, 2004
4) Schulman ST, et al. : Clinical practice guideline for the diagnosis and management of group A streptococcal pharyngitis: 2012 update by the Infectious Diseases Society of America. Clin Infect Dis **55** : 1279-1282, 2012
5) Fine AM, et al. : Large-scale validation of the Centor and McIsaac scores to predict group A streptococcal pharyngitis. Arch Intern Med **172** : 847-852, 2012
6) Chow AW, et al. : IDSA clinical practice guideline for acute bacterial rhinosinusitis in children and adults. Clin Infect Dis **54** : e72-e112, 2012

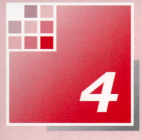

# 4 外来で診る市中肺炎：どこまで見るべき？

## 結論から先に

- 肺炎治療の原則は，肺炎を発症した環境と患者さんの状態（基礎疾患）から原因菌を推定し，適切な抗菌薬を使用することです．
- 市中肺炎のおもな原因菌は，以下の4菌種です．
  ①肺炎球菌（*Streptococcus pneumoniae*）
  ②インフルエンザ菌（*Haemophilus influenzae*）
  ③肺炎マイコプラズマ（*Mycoplasma pneumoniae*）
  ④肺炎クラミジア（*Chlamydia pneumoniae*）
- 肺炎診療の手順は，以下の4つのステップです．
  ①肺炎の重症度の評価
  ②細菌性肺炎と非定型肺炎の鑑別
  ③治療薬の選択
  ④治療効果の判定
- 抗菌薬が効いていないと思ったときは，「抗菌薬が無効」との判断が間違ってはいないか？ 細菌性肺炎以外の可能性はないか？ もう一度考えてみてください．

## おもな市中肺炎の原因菌は？

- 市中肺炎，院内肺炎，医療・介護関連肺炎といった肺炎を発症する環境と，患者さんの状態（基礎疾患）により肺炎の原因菌は異なり，それぞれのガイドラインが作成されてきました．
- 市中肺炎のおもな原因菌は①肺炎球菌，②インフルエンザ菌，③肺炎マイコプラズマ，④肺炎クラミジアのほか，レジオネラ，黄色ブ

ドウ球菌（*Staphylococcus aureus*），*Moraxella catarrhalis*，肺炎桿菌（*Klebsiella pneumoniae*），*Streptococcus milleri* グループ，嫌気性菌，緑膿菌（*Pseudomonas aeruginosa*）です．
- 若年者に多いといわれる非定型肺炎は，高齢者でも 15％程度にみられます．
- 慢性の呼吸器疾患がある場合や抗菌薬を繰り返し使用している場合には，緑膿菌などのグラム陰性桿菌の頻度が増加します．
- 誤嚥の危険のある高齢者では，口腔内の嫌気性菌や *Streptococcus milleri* グループが原因菌となります．

## 原因菌の診断にはどんな検査が必要？

- もっとも重要な検査は，喀痰塗抹・培養（薬剤感受性検査含む）検査です．抗菌薬が無効の場合や，抗菌薬をスペクトラムの狭いものに変更する（de-escalation）際の重要な判断材料です．
- 痰は，抗菌薬の使用前に採取し，肉眼的に見て膿性の部分を用いることが重要です．
- うがいのあとに痰を採取することや，痰の喀出が困難な場合，ネブライザー吸入後に痰を採取（誘発痰）するなどの工夫も必要です．
- 喀痰塗抹・培養検査以外の，初期診療に役立つ原因菌診断のための検査を**表 1** に示します．
- 非定型肺炎の原因菌は培養同定が困難なため，血清診断，抗原検査，遺伝子検査が一般に利用されます．
- 抗体検査は，急性期と回復期のペア血清を採取し，抗体価の上昇をもって診断するのが一般的です．診断に時間を要し，リアルタイムに治療に結びつくことは少ないです．
- 肺炎マイコプラズマ，レジオネラの診断は，迅速診断が可能な抗原検査によりなされることがほとんどです．肺炎クラミジアは利用可能な抗原検査がないため，現在も抗体検査が用いられています．

**表1 初期診療に役立つ原因菌検査**

| | 検出菌・抗体・抗原（検査法） | 特徴 |
|---|---|---|
| 抗体検査 | ペア血清で診断され結果が出るまで時間を要する（シングル血清で診断されるものもある）<br>リアルタイムでの有用性は低い | |
| | 迅速マイコプラズマ IgM 抗体<br>（イムノカード®マイコプラズマ抗体） | 病初期の感度が低い（IgM 抗体の検出に 3〜4 日要する）<br>偽陽性も多い |
| | 肺炎マイコプラズマ<br>〔受身凝集反応（PA）法，補体結合反応（CF）法〕 | シングル血清：PA 法 320 倍以上，CF 法 64 倍以上で陽性，ペア血清：初回に比べ 4 倍以上の上昇で陽性 |
| | 肺炎クラミジア IgG, IgA, IgM<br>（ヒタザイム　エルナスプレート®） | 健常者での抗体保有率が高い<br>抗体の上昇に時間がかかる |
| | オウム病クラミジア（CF 法） | シングル血清：32 倍以上，ペア血清：初回に比べ 4 倍以上の上昇で陽性．他のクラミジア属と交差反応性あり |
| 抗原検査 | 菌体特有の蛋白を抗原として検出<br>迅速検査として使用される．20〜30 分で結果判明 | |
| | 肺炎球菌尿中抗原（BinaxNOW®） | 感度，特異度ともに高い |
| | レジオネラ尿中抗原（BinaxNOW®など） | 血清型 1 のみ検出<br>陰性でも否定はできない |
| | 肺炎マイコプラズマ抗原キット<br>（リボテスト®マイコプラズマなど） | 咽頭ぬぐい液を使用<br>PA 法や PCR 法と 80〜90％の一致率 |
| 遺伝子検査 | PCR 法などを用い微生物の遺伝子を増幅，検出する<br>数時間で結果が得られるが，外注検査の施設が多い | |
| | 肺炎マイコプラズマ（LAMP 法） | LAMP 法は保険収載 |
| | レジオネラ（LAMP 法） | 11 の血清型が診断可能 |
| | 結核菌，非結核性抗酸菌（PCR 法，LAMP 法） | 種々の核酸増幅法が保険適用<br>死菌でも陽性となり，治療効果の判定には利用できない |

## 肺炎の初期診療は具体的にどうするか？

- まずはじめに行うことは，肺炎の重症度評価です．重症度分類（表2)[1]は，非専門医が「外来での治療が可能か？」「入院の適応があるのか？」「専門医への紹介が必要か？」などを判断するうえで有

### 表2　肺炎の重症度の判断—A-DROP システム

| 判定に用いる指標 | |
|---|---|
| A：Age（年齢） | 男性 70 歳以上，女性 75 歳以上 |
| D：Dehydration（脱水） | BUN 21 mg/dL 以上，または脱水あり |
| R：Respiration（呼吸） | $SpO_2$ 90%以下（$PaO_2$ 60 Torr 以下） |
| O：Orientation（意識） | 意識障害あり |
| P：Pressure（血圧） | 収縮期血圧 90 mmHg 以下 |

| 重症度 |
|---|
| 軽症　：上記項目のいずれにも該当しない（→外来治療） |
| 中等症：1つ，または2つに該当（→外来または入院治療） |
| 重症　：3つに該当（→入院治療） |
| 超重症：4つ以上に該当，またはショック（→ ICU 治療） |

〔日本呼吸器学会成人肺炎診療ガイドライン 2017 作成委員会（編）：成人肺炎診療ガイドライン 2017．日本呼吸器学会，東京，p12，2017 より許諾を得て改変し転載〕

### 表3　細菌性肺炎と非定型肺炎の鑑別

| 鑑別のための項目 |
|---|
| 1. 年齢 60 歳未満 |
| 2. 基礎疾患がない，あるいは軽微 |
| 3. 頑固な咳がある |
| 4. 胸部聴診上所見が乏しい |
| 5. 痰がない，あるいは迅速診断法で原因菌が証明されない |
| 6. 末梢血白血球数が 10,000/μL 未満である |

| | 細菌性肺炎疑い | 非定型肺炎疑い |
|---|---|---|
| 1.～5. の5項目中 | 2項目以下陽性 | 3項目以上陽性 |
| 1.～6. の6項目中 | 3項目以下陽性 | 4項目以上陽性 |

注）レスピラトリーキノロンは非定型肺炎と肺炎球菌を含む細菌性肺炎の両者をカバーするため，抗菌薬の選択に悩まないで良いかもしれないが，耐性菌の増加・蔓延の危険が懸念される．抗菌スペクトラムが広く，抗菌活性の強いニューキノロン系抗菌薬を今後も医療資源として活用するために，初期診療においては必要症例に限り使用することが必要である．

〔日本呼吸器学会成人肺炎診療ガイドライン 2017 作成委員会（編）：成人肺炎診療ガイドライン 2017．日本呼吸器学会，東京，p13，2017 より許諾を得て改変し転載〕

用な基準となります．

- 外来での治療が可能と判断すれば，次に治療の観点から細菌性肺炎と非定型肺炎の鑑別（表3）[1]を行います．細菌性肺炎と非定型肺

炎では使用される抗菌薬が異なるためです．細胞壁のない非定型肺炎には，β-ラクタム系抗菌薬は無効であり，また肺炎球菌のほとんどはマクロライド系抗菌薬に耐性です．
- 喀痰塗抹・培養検査，必要な迅速検査を行ったあとに，予想される菌をターゲットとしたエンピリック治療(経験的治療)を行います(図1)．

1. 非定型肺炎疑い
   想定菌種：肺炎マイコプラズマ，肺炎クラミジア
   - クラリスロマイシン（クラリス®）（200 mg）2 錠 分 2
   - アジスロマイシン（ジスロマック®SR）2 g 分 1

2. 基礎疾患のない細菌性肺炎疑い
   想定菌種：肺炎球菌，インフルエンザ菌
   - アモキシシリン/クラブラン酸（オーグメンチン®）（250 mg）3 錠 分 3
     ＋アモキシシリン（サワシリン®）（250 mg）3 錠 分 3
   - セフジトレンピボキシル（メイアクト®MS）（100 mg）6 錠 分 3

3. 基礎疾患（糖尿病，腎疾患，肝疾患，腎疾患）のある細菌性肺炎
   想定菌：肺炎球菌，インフルエンザ菌，*Moraxella catarrhalis*，肺炎桿菌
   および非定型肺炎（肺炎マイコプラズマ，肺炎クラミジア）も考慮

   処方 1)
   - オーグメンチン®（250 mg）3 錠 分 3
     ＋サワシリン®（250 mg）3 錠 分 3
   - メイアクト®MS（100 mg）6 錠 分 3
   ＋
   - クラリス®（200 mg）2 錠 分 2
   - ジスロマック®SR 2 g 分 1

   処方 2)
   - レボフロキサシン（クラビット®）（500 mg）1 錠 分 1
   - モキシフロキサシン（アベロックス®）（400 mg）1 錠 分 1

4. 慢性の呼吸器疾患または抗菌薬が繰り返し投与されている患者
   想定菌：肺炎球菌，インフルエンザ菌，*Moraxella catarrhalis*，
   肺炎桿菌および緑膿菌も考慮
   - クラビット®（500 mg）1 錠 分 1
   - アベロックス®（400 mg）1 錠 分 1

5. 誤嚥のリスクがある患者
   想定菌：嫌気性菌，*Streptococcus milleri* グループ，肺炎球菌，黄色ブドウ球菌
   - オーグメンチン®（250 mg）3 錠 分 3＋サワシリン®（250 mg）3 錠 分 3

**図 1　市中肺炎の初期治療（処方例）**

- かかりつけ医で喀痰塗抹検査（グラム染色）が施行可能な施設は限られていると思いますが，グラム染色が利用できれば，原因菌の推定，抗菌薬の選択に大きな助けとなります．
- 治療効果の判定は，治療開始後3日目に行います．さらに7日目頃，治療が継続して有効であることの確認，治療の終了時期の決定を行います．軽症，中等症に対する抗菌薬の投与期間の目安は7日間程度です．

## 専門医にコンサルトするのはどんな場合？

- 肺炎の初期治療が無効と判断した場合には専門医へのコンサルトが必要です．その前に，抗菌薬が効いていないという判断が間違っていないか，もう一度考えてください．
- 肺炎の治療の効果判定は，胸部単純X線所見やCRPなどの炎症所見で行うのではなく，患者さんの臨床所見（体温，脈拍，呼吸数，$SpO_2$，脱水の改善など）で行います．熱が下がっているのに，CRPが上昇していることはよく経験します．画像所見の改善には時間を要します．臨床所見が改善している場合は，さらに経過を見ることが必要です．
- 効果判定の誤りではなく，抗菌薬が無効な場合は，以下のことが原因として考えられます．

### 1 細菌性肺炎の診断が間違っている（肺炎以外の原因）

- 肺癌，器質化肺炎，好酸球性肺炎，薬剤性肺炎，心不全など．

### 2 菌の要因

- 耐性菌（ESBL産生菌，耐性緑膿菌）である場合，膿瘍を形成し抗菌薬の移行が不良な場合，一般の抗菌薬が有効でない微生物（ウイルス，抗酸菌，真菌）が原因の場合．

### 3 患者さんの要因

- 疾患（糖尿病，HIV）や治療（抗悪性腫瘍薬，免疫抑制薬，ステロイド薬）による免疫抑制状態．

### 4 薬剤の使用法による要因

- 抗菌薬の使用量および使用回数の不足，組織移行性，薬剤の相互作用による血中濃度の低下など．
- 最初の効果判定で臨床所見の増悪が認められた場合，治療の継続にもかかわらず2度目の判定でも臨床所見，検査所見に改善が認められない場合には専門医への紹介が必要です．

---

### 📬 Take Home Message

- ◆ エンピリック治療にレスピラトリーキノロンを不必要に使用することは慎んでください．
- ◆ レスピラトリーキノロンは肺炎球菌を含む細菌性肺炎と非定型肺炎の両者をカバーするため，抗菌薬の選択に悩まないですむかもしれませんが，耐性菌の増加・蔓延の危険性が懸念されています．
- ◆ 今後も医療資源として活用するために，レスピラトリーキノロンは必要な症例に限り使用することが重要です．

---

### ■ 文 献

1) 日本呼吸器学会成人肺炎診療ガイドライン2017作成委員会（編）：成人肺炎診療ガイドライン2017．日本呼吸器学会，東京，2017

# 5 肺結核は今どうなっているのでしょう？

## 結論から先に

- 結核はますます高齢者にシフトしていますが，若年者では外国生まれの患者さんが増えています．
- 活動性肺結核患者さんのなかには自覚症状の乏しい人がまれではありません．疑うことが大切です．
- 活動性結核におけるIGRA検査の感度は約90％であり，陰性の場合でも肺結核を否定しないことが大切です．
- 肺結核を疑ったらまず，菌の検出を試みることが重要です．喀痰の抗酸菌の塗抹・培養・遺伝子検査（PCR法やLAMP法などの拡散増幅法）を実施することが重要です．

## 結核の現状は？

- 2014年のわが国における結核罹患率は（人口10万対）15.4で，年間の新規登録患者数は初めて20,000例を下回りました．一方，年間2,000例は結核死しており，致死率は10％です．新規登録患者のうち肺結核が85％で，感染性を有する塗抹陽性肺結核罹患率（人口10万対）は6.0でした．どの臓器，部位の結核も，頸部リンパ節結核を除き男性に多いです．

## 患者さんの特徴は？

- 患者さんの多くが高齢者です．若年者の肺結核患者さんは約半数が外国生まれで，登録患者数は1,000例を超えます．今後，海外から

の入国者の肺結核スクリーニングは，わが国の結核対策における喫緊の課題といえます．やがて高齢者肺結核は減少し，肺結核が輸入感染症の様相を呈する日も遠くはないでしょう．

## どのようなときに肺結核を疑うのでしょうか？

- 肺結核患者さんの30％は自覚症状に乏しく，特に高齢者にその傾向が顕著です．肺結核を疑うきっかけとしてよく"2週間以上続く咳"があげられますが，呼吸器症状のない患者さんも多い点を認識することが重要です．
- 肺結核に特徴的ではありませんが，体重減少，寝汗などは重要です．また，胸部画像で新たな陰影が出現したときには，必ず肺癌と肺結核を鑑別にあげます．高齢者では，肺の上方，背部，特に肺尖部などの肺結核の好発部位ではない場所に肺結核の病変を認めることがまれではありません．陰影の部位だけで，肺結核の可能性を否定しないようにしましょう．肺結核の診断は医師がその可能性を常に想起できるか，という点にかかっています．

## 肺結核を発病しやすい人とは？

- 肺結核を発病しやすい臨床的背景を知っておくことが重要です．おもなものを**表1**[1)]に示します．なかでもコントロール不良の糖尿病は肺結核発病の重要なリスク因子です．**表1**[1)]に示す背景を有する人では，常に肺結核の可能性を否定しないことが重要です．喫煙や吸入ステロイド薬（ICS）使用例にも注意を要します．「もしかしたら自分は結核かもしれない」と言って受診する患者さんはいません．肺結核を診断するには，まず疑う必要があります．つまり，常に鑑別に肺結核をあげることが重要です．

### 表1 潜在性結核感染症（LTBI）の治療適応

| | 対象（病来など） | 発病リスク | 備考 |
|---|---|---|---|
| 積極的に治療を推奨<br><br>発病リスク<br>4 ≧ | HIV/AIDS | 50～100 | |
| | 臓器移植（免疫抑制剤使用） | 20～74 | 移植前のLTBI治療が望ましい |
| | 珪肺 | 30 | 患者が高齢化しており，注意が必要 |
| | 慢性腎不全による血液透析 | 10～25 | 高齢者の場合には慎重に検討 |
| | 最近の結核感染（2年以内） | 15 | 接触者健診での陽性者 |
| | 胸部X線画像で線維結節影（未治療の陳旧性結核病変） | 6～19 | 高齢者の場合には慎重に検討 |
| | 生物学的製剤使用 | 4.0 | 発病リスクは薬剤によって異なる |
| リスク要因が重複した場合に治療<br><br>発病リスク<br>4 ＜ | 副腎皮質ステロイド（経口）使用 | 2.8～7.7 | 用量が大きく，リスクが高い場合には検討 |
| | 副腎皮質ステロイド（吸入）使用 | 2.0 | 高用量の場合は発病リスクが高くなる |
| | その他の免疫抑制剤使用 | 2～3 | |
| | コントロール不良の糖尿病 | 1.5～3.6 | コントロール良好であればリスクは高くない |
| | 低体重 | 2～3 | |
| | 喫煙 | 1.5～3 | |
| | 胃切除 | 2～5 | |
| | 医療従事者 | 3～4 | 最近の感染が疑われる場合には実施 |

（日本結核病学会予防委員会・治療委員会：潜在性結核感染症治療指針．結核 88：497-512, 2013 より引用）

## 肺結核を疑ったときは何をしますか？

- 肺結核を疑ったときは，患者さんにマスクを着用してもらい胸部単純X線写真を撮影します．可能な限り過去のフィルムと比較することが重要です．また，高齢者の胸部単純X線写真に異常を認め，"オールドテーベー（古い結核の影）"といわれていたり，患者さんが「肺浸潤をやったことがある」とか，「肋膜をやったことがある」と言われるときには，肺結核を疑うことが重要です．

### 胸部に異常陰影を認めた場合にはどうしますか？

- 咳がなければ感染性は低いと考えられますが，原則的に会話でも飛沫は生じますので，肺結核を疑ったときにはまず患者さんにサージカルマスクを着用してもらいましょう．また，必要に応じ胸部CTを撮影します．しかし，肺結核の確定診断には菌検査が必須です．

### 抗酸菌検査について注意することはありますか？

- 肺結核を疑った場合には，3回喀痰塗抹・培養検査を行います．3回まで繰り返すことにより，塗抹陽性率が累積で増加するからです．痰の喀出が困難な場合には高張食塩水を吸入する誘発喀痰検査，あるいは早朝空腹時に胃液検査を行います．痰を採取するには，患者さんに必ず咳をしてもらうことになりますが，咳は一番飛沫を生じやすい行為ですから，感染対策の準備が重要です．

### 専門医へのコンサルトのポイント

- 胸部画像で空洞を認めた，喀痰検査で塗抹陰性でも核酸増幅法で結核菌が検出された，喀痰検査で塗抹，核酸増幅法陰性でも培養で結核菌が同定された，などの場合も専門医への相談を検討して良いかもしれません．
- 喀痰の抗酸菌塗抹検査が陽性のときには感染性の観点からは専門医に相談するべきですが，可能であれば遺伝子検査で結核と判明したときに相談すると良いでしょう．ここで言う専門医とは，結核床を有する施設の呼吸器内科の専門医を指します．

### IGRA (interferon gamma release assay) 検査を行いますか？

- IGRAにはクォンティフェロン®TBゴールド（QFT-3G）検査とT-スポット®．TB（T Spot）検査があります[2]．両者とも結核菌特異

抗原で刺激されたリンパ球から産生されるインターフェロン（IFN）-γの有無により結核感作を判断します．QFT-3Gでは全血に抗原を加え産生されるIFN-γを，T Spotでは末梢血から分離された単核球を抗原で刺激しIFN-γを産生する細胞数を定量し，それぞれ陰性コントロール，陽性コントロールと比較し判定します．

- IGRAは結核感染を診断する体外検査ですが，すでに発病して排菌が確認された活動性肺結核例においても感度は約90％です．つまり，IGRA陽性であれば肺結核の補助診断にはなりますが，それだけでは確定診断できません．活動性肺結核の診断は，菌検査に基づきます．

- IGRA陰性であっても活動性肺結核を完全には否定できないことに留意が必要です．IGRAは免疫応答を用いた生物学的検査です．結核発病のリスクが高い人は免疫能が低下していることも多いので，IGRAが陽性を示さないこともあります．臨床的に肺結核を否定できない場合には，IGRA陰性でも活動性肺結核を否定しないことが重要です．

## QFT-3GとT Spotのどちらが優れていますか？

- 活動性肺結核における感度，特異度に明らかな差はありません．原理は同じでも，筆者は検査法が異なる別の検査ととらえており，両者を比較することはナンセンスと考えています．

## 結核に感染している人にはどう対応すれば良いですか？

　結核感染後，実際に活動性結核を発症するのは10〜15％といわれています．つまり結核に感染しても85〜90％の人は結核を発病せず，多くの人は感染したことを知らないまま生涯を終えると思われます．これを潜在性結核感染とよびますが，ここで重要なことは，発病するリスクの高い潜在性結核感染者を潜在性結核感染症（latent tuberculosis infection：LTBI）と診断し，発病する前に治療することです．

結核対策の基本は発病者を一人でも多く発見し治療に結びつけることですが、結核罹患率をさらに低下させるには、その治療を推進することが重要になります。ただし、LTBI は概念であり、診断基準はないので、疫学的に活動性結核を発症しやすい臨床的な要因をあげ、そのリスクが 4 倍以上であり、患者さんに同意を得られる場合に治療を行います（表 1）。通常イソニアジド（INH）を用いて 6 ないし 9 ヵ月の治療を行いますが、治療により発病のリスクは 1/3 になるといわれています。

「LTBI の治療」に遭遇する可能性は、一般医家にも十分あると思われます。LTBI も感染症法上、届出が義務づけられており、薬剤費用の自己負担分は公費で賄われます。服薬率が低下すると効果が低下することが知られており、発生届けを提出し、保健所と協力して服薬率を維持することが重要です。かつては年齢制限がありましたが、現在はありません。しかし、肝機能障害など有害事象のリスクがありますので、定期的に検査を行うことが重要です。

## 遺伝子検査をどう判断しますか？

- PCR 法や LAMP 法などの遺伝子検査は同一検体なら月に 1 回、検体種が異なれば 1 検体種につき月 1 回算定できます。塗抹検査に比較して明らかに感度は高いですが、培養検査よりも感度が低いことを忘れてはなりません。肺結核が強く疑われる場合に実施した喀痰検査で、塗抹が陰性で核酸増幅法も陰性であった場合には感染性はきわめて低いといえますが、必ず培養結果を確認することが重要です。

## 塗抹陰性例でも感染性がありますか？

- 塗抹陰性とは、複数回の検査で、一般的には 3 回の喀痰塗抹検査がすべて陰性の場合と考えます。しかし塗抹陰性でも菌量が少ない塗抹陰性もあれば、菌量が多い塗抹陰性もありますので、咳の強い場

合には感染源になる可能性があります．

### 菌検出のない場合には肺結核を否定できますか？

- 結核患者さんのうち，年間約 6,000 例は排菌のない活動性肺結核です．排菌がなくても，肺結核と判断し治療を行う場合もあります．このような場合，たとえ培養結果が陰性でもいったん開始した抗結核療法を中断してはいけません．いったん治療適応と判断したら患者さんにも肺結核についてよく説明し，完遂しない結核治療は患者さんに不利益はあっても利益はないことをよく理解してもらうことが重要です．

### Take Home Message

- 画像診断だけで肺結核の診断はできません．必ず菌検査を行いましょう．
- 結核発病者でも無症状の人も多いことに注意しましょう．
- LTBI の治療開始時にも保健所への患者発生の届出が必要です．

### 文 献

1) 日本結核病学会予防委員会・治療委員会：潜在性結核感染症治療指針．結核 88：497-512, 2013
2) 日本結核病学会予防委員会：インターフェロン $\gamma$ 遊離試験使用指針．結核 89：717-725, 2014

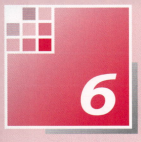

# 非結核性抗酸菌症・肺MAC症の最新事情：いつ専門医にコンサルトする？

## 結論から先に

- 肺MAC症における治療には標準化されたものがありますが，この治療が実際に行われる症例は多くありません．
- 肺MAC症は標準治療を行っても完治は難しいことがわかっていますので，まず無治療で経過観察ができないかを考えます．
- 治療が必要な場合には，標準治療である多剤併用療法が行えるかを検討します．
- 経過観察も多剤併用療法もリスクがある場合には，エリスロマイシン（EM）少量長期療法が選択される場合もあります．
- 肺MAC症では，痰が出ないために診断が難しくなることがあります．肺MAC症の多くは慢性気道感染症の病像をとりますので，これらの病像に変化がなければ，肺MAC症の診断にこだわる必要はなく経過観察をしてかまいません．専門医にコンサルトするタイミングは，これらの病像に悪化があり経過観察ができないと判断された場合です．

## 具体的にどのような場合に診断をしているか？

- 慢性気道感染症として対症療法では経過観察ができず，抗菌薬による治療介入が必要になった場合です．この場合には肺MAC症を鑑別疾患の一つにあげて，積極的に原因菌を同定することが必要になります．具体的には，下記のいずれかがみられる場合です．

① 血痰，喀血がある．
② 胸部画像で空洞がみられる，もしくは病変の範囲が一側肺の 1/3 を超える．
③ 喀痰の塗抹染色で陽性．

- 一方で，経過観察を考慮するのは上記①〜③がないことや，75歳を超える高齢者の場合です（図1）．実際には，これらの中間症例で悩むことを多く経験します．
- 肺 MAC 症は，症状や画像のみで診断を行うことはありません．必ず痰や気管支洗浄液から菌体を証明することが必要です．ただし，常在菌であるため単なる定着菌との鑑別が必要となります．
- 肺 MAC 症については，補助診断として血清抗体価を測定する方法が開発され，保険収載されています（キャピリア®MAC 抗体 ELISA）．

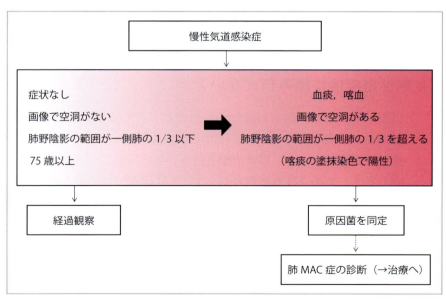

図1　肺 MAC 症に対する精査の必要性の目安

- 肺MAC症では，検査室などでのコンタミネーション症例や，他の呼吸器疾患と比べると抗体価が上昇しやすいことなどが報告されていますが，常在菌の抗体価であるため結果の解釈には注意が必要です[1]．なお，血清抗体価は痰が得られにくい症例などでの有用な診断ツールとして期待されています．

## 具体的に治療はどうするか？

- 肺MAC症の標準治療は多剤併用療法です．明らかに増悪がみられる症例では，それほど悩むことなく治療導入を判断できると考えます．
- 薬物療法においてもっとも注意しなければならないことは，クラリスロマイシン（CAM）による単剤治療を行ってはならないことです．CAMは肺MAC症におけるキードラッグであり，単剤治療は耐性獲得を誘導してしまう可能性があるからです．
- 治療期間については「排菌陰性化後1年」とされていますが，明確な根拠はありません．治療終了後に再発がみられることも多々あり，治療期間についても今後の検討課題とされています．

## 多剤併用療法に踏み切れないとき

- 実際の臨床では，病変の進行が年単位と非常に緩徐である症例や，超高齢者で多剤併用療法では有害反応が懸念されるといった，無治療で経過観察するか，標準治療を行うか判断が難しい症例が多く存在します．このような症例に対して，EM単剤での治療を検討した研究があり，従来の治療の中間的な役割として期待されています[2]．
- この研究は，びまん性汎細気管支炎で行われるEM少量長期療法を肺MAC症に行った場合の効果を検証したものです．研究結果を図2に示しますが，EM少量長期療法は無治療群と比較して，肺MAC症の増悪を抑制する可能性があるという結果でした[2]．EM少量長期療法が肺MAC症の治療選択肢の一つになる可能性がありま

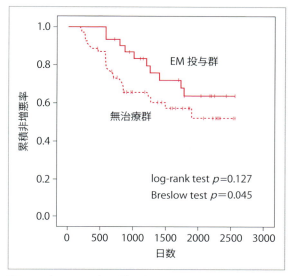

**図2** 肺 MAC 症の増悪抑制における EM 少量長期療法の効果

(Komiya K, et al.: Long-term, low-dose erythromycin monotherapy for Mycobacterium avium complex lung disease : a propensity score analysis. Int J Antimicrob Agents **44** : 131-135, 2014 より引用)

す（図3）[3]．なお，本研究では CAM と EM では交差耐性が生じないことも報告されています．

## 個人的な経験から言えば

- 肺 MAC 症に対して EM 少量長期投与を行った症例を図4に示します．短期間で寛解がみられた症例を提示していますが，EM 少量長期投与はあくまで根本的な治療法ではないことを強調しておきます．どのような症例に EM の効果があるのか，どこまでの増悪は許容するのか，いつまで投与を継続するのか，本当に CAM との交差耐性はないのか，といった点は，今後の検討課題といえます．

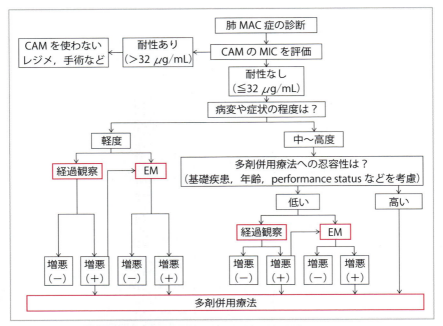

**図3　EM 少量長期療法を含めた肺 MAC 症の治療案**
MIC：最小発育阻止濃度
〔小宮幸作, 門田淳一：肺 MAC 症における erythromycin 単剤療法の可能性. マクロライド系薬の新しい使い方—実践の秘訣 25, 門田淳一（編）, 南江堂, 東京, p94-100, 2015 より改変し引用〕

### Take Home Message

- すべての肺 MAC 症が治療すべきものではありません.
- 慢性気道感染症として対症療法でも増悪がみられる場合に, 専門医への紹介が必要になります.
- 標準治療に懸念がある場合には EM 少量長期療法が行われることがありますが, まだ検討課題の多い治療法です.

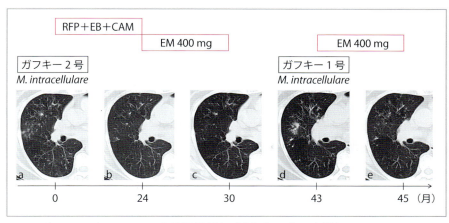

**図4 肺 MAC 症への EM 少量長期投与症例（58 歳，女性）**
a：肺 MAC 症と診断され，標準治療（RFP + EB + CAM）を開始．
b：標準治療を 24 ヵ月間行った．胸部 CT では陰影の改善がみられたものの，粒状影が残存するため EM 少量長期療法を開始した．
c：EM で 6 ヵ月間治療を行ったが，特に変化がないため治療を中止．
d：無治療で 13 ヵ月後，胸部 CT 所見にて悪化がみられ肺 MAC 症の再燃と診断した．若年者であり，今後も肺 MAC 症の治療が長期間繰り返されることが予想された．将来的な標準治療への耐性化の懸念と，さらに重症になったときに備えて標準治療の導入機会を残しておく，という観点から EM 少量長期療法を再開した．
e：EM で 2 ヵ月間の治療を行ったところ，陰影の改善がみられた．
RFP：リファンピシン，EB：エタンブトール，CAM：クラリスロマイシン，EM：エリスロマイシン

### 文　献

1) Kitada S, et al. : Serodiagnosis of Mycobacterium avium complex pulmonary disease in the USA. Eur Respir J **42** : 454-460, 2013
2) Komiya K, et al. : Long-term, low-dose erythromycin monotherapy for Mycobacterium avium complex lung disease : a propensity score analysis. Int J Antimicrob Agents **44** : 131-135, 2014
3) 小宮幸作，門田淳一：肺 MAC 症における erythromycin 単剤療法の可能性．マクロライド系薬の新しい使い方―実践の秘訣 25，門田淳一（編），南江堂，東京，p94-100, 2015

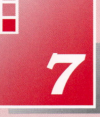

# 7 びまん性汎細気管支炎(DPB)は今もあるんですか？

## 結論から先に

- 1980～1981年に実施された全国アンケート調査では1,238例の疑い症例が報告され[1]，一方，2014年に実施された全国アンケート調査では982例と報告されています[2]．
- 2つの調査研究を直接比較はできませんが，まだまだびまん性汎細気管支炎（diffuse panbronchiolitis：DPB）は潜在的に存在すると思われます．
- DPBが減少していると感じる理由としては，マクロライド少量長期治療が確立し[3]疑い症例にも早期から治療が導入されるようになったため，典型的な臨床症状を呈する患者や重症例に遭遇しなくなったことが考えられます．

## DPBの歴史

- PubMedでdiffuse panbronchiolitisと検索すると，もっとも古い報告は1969年に山中らが『内科』に和文で報告しているものです．同じく初めての英文報告は，1983年の本間，山中らによる『Chest』への報告[1]です．1970年代から1980年代にかけて，日本において疾患概念が確立され，世界に発信された病態であることがわかります．
- 国外の教科書では，ほとんどが日本を中心とするアジア人の病気とされています．遺伝的にHLA-Bw54を有する人にDPBの発症が多いとする研究から，アジアを中心とする疾患であると説明されてきています[4]．しかし，DPBが減少していると感じている背景から，

発症には遺伝的要因に加えて，環境，栄養状態などが重要な役割を果たしていると思われます．

## DPBの臨床症状

- DPBの病因はわかっていません．
- 慢性の副鼻腔炎と呼吸細気管支炎が症状の特徴です．そのため，慢性副鼻腔炎の症状に加えて，慢性の咳，膿性痰，労作時の息切れが出現します．
- 呼吸機能検査では，閉塞性換気障害を示します．
- 胸部単純X線検査または胸部CT検査において特徴的な所見を示します．
  - ・胸部単純X線：両肺野びまん性散布性小粒状影
  - ・胸部CT：両肺野びまん性小葉中心性病変

## 検査や診断のポイント

- 副鼻腔気管支症候群（sinobronchial syndrome：SBS，慢性副鼻腔炎に持続性の下気道感染症）を示す病態があるときに，鑑別疾患の一つとしてDPBを疑ってください．
- 検査のポイントは，SBS症状があるときに，胸部単純X線検査または胸部CT検査による両肺野びまん性の粒状影を確認することです．
- 『びまん性汎細気管支炎の診断の手引き』が厚生労働省特定疾患調査研究班から報告されています（表1）[5]．

## 専門医にコンサルトするタイミング

- 後述するエリスロマイシン（EM）少量長期療法に反応しない場合，または反応が良くない場合は，表2に述べる疾患を鑑別する必要があり，専門医にコンサルトしてください．

#### 表1　びまん性汎細気管支炎診断の要点

必須項目（3項目）
　①慢性の咳，痰，労作時の息切れ
　②慢性副鼻腔炎
　③胸部単純X線写真またはCT写真において特徴的な所見

参考項目（3項目）
　①胸部聴診により断続性ラ音
　②呼吸機能検査での閉塞性換気障害と低酸素血症
　③血液検査での寒冷凝集素価の高値

診断の判定
　①確実：必須3項目に参考2項目以上
　②ほぼ確実：必須3項目
　③可能性有り：必須項目の①と②を満たすもの

（工藤翔二：DPBの診断指針改訂と重症度分類策定．厚生省特定疾患呼吸器系疾患調査研究班びまん性肺疾患分科会平成10年度研究報告書．p109-115より改変し引用）

#### 表2　鑑別すべき疾患

・関節リウマチに関連した細気管支炎
・膠原病に関連した肺病変としての細気管支炎
・原発性線毛機能不全（primary ciliary dyskinesia：PCD，内臓逆位を伴うとKartagener症候群）
・各種の免疫グロブリン欠損・低下症
・HTLV-1関連細気管支炎（HTLV-1 associated bronchiolo-alveolar disorder：HABA）
・囊胞性線維症（cystic fibrosis：CF，わが国では症例が少ない）

- 鑑別診断を含め，最終的な病理学的診断には肺の組織診断が必要となりますが，胸腔鏡下肺生検などの外科的肺生検が必要となります．
- 重症例では，緑膿菌（*Pseudomonas aeruginosa*）感染を伴うびまん性の気管支拡張や囊胞形成など，肺構造破壊が進み呼吸不全となるため，呼吸困難を示す症例では早めに専門医にコンサルトしてください．

表3 治療のポイント

- EM 1日投与量は 400 mg または 600 mg を分2または分3で経口投与する．
- 臨床効果は2〜3ヵ月以内に認められることが多いが，最低6ヵ月間は投与してその臨床効果を確認する．
- 早期例で自覚症状が消失し，臨床検査所見が安定した場合は，その後6〜12ヵ月間投与し中止も可能である．ただし，症状の再燃がみられれば再投与が必要である．
- 症状が残存する症例は，可能な限り継続投与する．
- 気管支拡張や呼吸不全を伴う重症例では，可能な限り継続投与する．

(田口善夫，ほか：DPB の治療指針策定とエリスロマイシン療法の副作用調査．厚生省特定疾患 呼吸器系疾患調査研究班びまん性肺疾患分科会 平成10年度研究報告書．p112-115 より改変し引用)

## 治療のポイント

- 治療は，EM 少量長期療法が基本です[3,5]（表3）[6]．
- EM が副作用で服用できない場合や，EM が無効な症例では，他の14員環マクロライド系抗菌薬の投与を試みます．

**処方例**

- エリスロマイシン1日投与量 400 mg を分2または 600 mg を分3で経口投与する．
- クラリスロマイシン1日投与量 200 mg を分1または 400 mg を分2で経口投与する．

- マクロライド少量長期療法の効果は，薬剤本来の抗菌作用ではなく，IL-8 などの炎症性サイトカイン産生の抑制作用によると推測されています．

## DPB の予後はどうなりましたか？

- EM 少量長期療法が導入される以前は，10年生存率が緑膿菌感染を伴う症例では 12.5%，緑膿菌感染がなければ 73.1% と報告されていました．

- EM少量長期療法が導入された現在では，10年生存率が90％程度と報告されています．

 **Take Home Message**
- DPBの患者数は減少傾向にありますが，まだ患者さんは存在します．
- マクロライド少量長期療法が確立したことから，疑い症例から早期治療が導入され，典型例や重症例にあまり遭遇しなくなりました．
- 治療はEM少量長期療法が基本です．

### 文 献

1) Homma H, et al. : Diffuse panbronchiolitis. A disease of the transitional zone of the lung. Chest **83** : 63-69, 1983
2) 本間　栄：厚生労働省科学研究費 難治性疾患等政策研究事業 びまん性肺疾患に関する調査研究 平成27年度研究報告書．p65-69
3) Kudoh S, et al. : Improvement of survival in patients with diffuse panbronchiolitis treated with low-dose erythromycin. Am J Respir Crit Care Med **157** : 1829-1832, 1998
4) Dail and Hammar's Pulmonary Pathology, Joseph F. Tomashefski（eds），Springer Verlag, New York, 3rd ed, p895-897, 2008
5) 工藤翔二：DPBの診断指針改訂と重症度分類策定．厚生省特定疾患呼吸器系疾患調査研究班びまん性肺疾患分科会平成10年度研究報告書．p109-115
6) 田口善夫，ほか：DPBの治療指針策定とエリスロマイシン療法の副作用調査．厚生省特定疾患 呼吸器疾患調査研究班びまん性肺疾患分科会 平成10年度研究報告書．p112-115

# 8 マクロライド少量長期療法はどんなときに行う？

## 結論から先に

- マクロライド少量長期療法は，膿性痰や喀痰量の多い疾患，たとえば気管支拡張症，慢性閉塞性肺疾患（COPD），びまん性汎細気管支炎（DPB）などの患者さんで使用されています．
- 慢性副鼻腔炎，慢性副鼻腔炎に気管支拡張症や気管支炎，DPB が合併した副鼻腔気管支症候群（SBS），あるいは鼻・副鼻腔炎を合併した気管支喘息などにも使用されています．
- すでに処方された治療薬にマクロライド系抗菌薬を上乗せすることもありますが，膿性痰の多い場合は，レスピラトリーキノロンなどの抗菌薬で細菌を減らして膿性痰を改善したあとに，マクロライド少量長期療法で痰量をさらに減らす方法をとることもあります．
- 膿性痰や喀痰量が多く，増悪を繰り返す COPD の症例にも，安定期長期管理薬にマクロライド少量長期療法を併用して使用することがあります．

## 具体的にどうするか？

### 1 気管支拡張症ではどうするか？

- 気管支拡張症では次のような順序で行います．
    ①喀血や血痰の場合，胸部 CT で気管支拡張症を確定し，肺結核，非結核性抗酸菌症，肺癌を除外します．止血薬の内服や点滴で，喀血や血痰の症状を改善します．

②まれですが，多量の喀血症例のなかには気管支動脈造影を行い，拡張血管があれば塞栓術をする症例もあります．
③膿性痰や発熱などの細菌感染がある場合は，レスピラトリーキノロンや点滴静注の抗菌薬で細菌を減らし，膿性痰を改善します．
④喀痰量が多い場合や痰の切れの悪さが残る場合，マクロライド少量長期療法に移ります．
⑤マクロライド系抗菌薬の使用法としては，クラリスロマイシン（CAM）（クラリス®，クラリシッド®）（200 mg 1日2錠，分2），エリスロマイシン（EM）（エリスロシン®）（200 mg 1日2〜3錠，分2〜3），ロキシスロマイシン（RXM）（ルリッド®）（150 mg 1日2錠，分2）から開始します．1ヵ月後の症状の改善を待って減量します．喀痰が残る場合は，半年を目途に減量のまま継続します．減量後，喀痰症状が消失した症例では治療を中止できます．

## 2 増悪を繰り返すCOPDではどうするか？

- 膿性痰や喀痰量の多い，増悪を繰り返すCOPDの症例では次のような順序で行います．
    ①長時間作用性抗コリン薬（long-acting anti-muscarinic agent：LAMA）（チオトロピウム：スピリーバ®など），長時間作用性$\beta_2$刺激薬（long-acting $\beta_2$ agonists：LABA）（サルメテロール：セレベント®，ホルモテロール：オーキシス®，ツロブテロール：ホクナリン®），あるいは配合剤（スピオルト®），テオフィリン製剤（テオドール®，テオロング®）などの気管支拡張薬で治療されていることを確認します．
    ②喀痰が多い，あるいは痰の切れの悪い症例では喀痰調整薬（カルボシステイン：ムコダイン®，アンブロキソール：ムコソルバン®）を追加します．
    ③また，増悪を繰り返す場合や気管支喘息の合併症例〔喘息・COPDオーバーラップ症候群（asthma-COPD overlap syndrome：

ACOS）では，吸入ステロイド薬（ICS）を追加します．
④①〜③のような，COPD の長期管理薬による治療を行ったうえで，増悪を繰り返す症例にマクロライド系抗菌薬を使用します．
⑤膿性痰や発熱などの細菌感染がある場合は，気管支拡張症における対処と同様に，レスピラトリーキノロンや点滴静注の抗菌薬で治療します．
⑥痰量の多い増悪症例，あるいは増悪を繰り返す症例ではマクロライド少量長期療法を行います．マクロライド系抗菌薬の使用法は気管支拡張症の場合と同様です．
⑦ CAM（クラリス®，クラリシッド®）は，医薬品の適応外使用に係る保険診療上の取り扱いについて，COPD を含む「好中球性気道炎症疾患」の一つとして査定対象から除外される通達が出されています．

## 3 鼻・副鼻腔炎合併症例ではどうするか？

- 鼻・副鼻腔炎の合併症例でのマクロライド系抗菌薬の使い方は以下のとおりです．

①使用法は気管支拡張症や COPD におけるそれと同じです．
②気管支喘息に合併した場合は，ICS など気管支喘息の治療と並行して使用します．

## 4 専門医にはどういう場合に相談するか？

- 専門医へのコンサルト・チェックポイント
  - チェックポイントとしては，痰の量と性状（膿性，粘性），低酸素血症の状態（$SpO_2 < 90\%$，$PaO_2 < 60\ Torr$），喀血の程度（気管支拡張症の場合），呼吸困難感の程度（COPD の場合）などです．
  - マクロライド系抗菌薬を使用しても膿性痰が改善しない症例，COPD の増悪の急性期，喀血の激しい気管支拡張症の症例は専門

医にご相談ください.

## なぜ考え方が変わったか？

- マクロライド少量長期療法は，工藤翔二先生がDPBの膿性痰や呼吸困難などの症状改善，長期生存率の改善効果などを発表されたことに始まります[1, 2]．
- 慢性副鼻腔炎を合併した症例での副鼻腔炎症状や，気管支拡張症の症例での喀痰量の著明な改善が報告されています[3]．
- 作用機序の研究で，マクロライド系抗菌薬の抗炎症効果や喀痰減少効果などにより上記のような改善効果が得られていることが報告されました．
- 筆者らは，膿性痰や喀痰量が多く増悪を繰り返すCOPDの症例では，その原因は細菌感染やウイルス感染による気道炎症であるため，マクロライド系抗菌薬の増悪抑制効果が認められるのではないかと考え，2001年に増悪抑制効果を報告しました[4]．海外では，日本では使用例が少ないアジスロマイシン（AZM）による大規模研究が実施され，筆者らの示したマクロライド少量長期療法のCOPD増悪抑制効果が追認されています[5]（**表1**）．

### 表1 マクロライド少量長期療法の臨床効果

| 対象疾患 | 発表者［マクロライドの種類］ | 効果の内容 |
| --- | --- | --- |
| 気管支拡張症 | Tagaya E, et al. 2002［CAM］<br>Davies G, et al. 2004/Cymbala AA, et al. 2005［AZM］ | 喀痰量の減少<br>増悪の回数減少 |
| COPD | Suzuki T, et al. 2001［EM］，Yamaya M, et al. 2008［EM，CAM］，Seemungal TA, et al. 2008［EM］<br>Albert RK, et al. 2011/Uzun，et al. 2014［AZM］ | 増悪の回数減少 |
| 慢性副鼻腔炎 | Suzaki H, et al. 1990［EM］<br>Hashiba M, et al. 1993［CAM］<br>Masuda Y, et al. 1997［RXM］ | 鼻漏などの症状改善 |

マクロライド少量長期療法により，喀痰量の減少や増悪頻度の減少（気管支拡張症およびCOPD），鼻漏などの副鼻腔炎症状の改善（慢性副鼻腔炎）を認めています．
EM：エリスロマイシン，CAM：クラリスロマイシン，AZM：アジスロマイシン，RXM：ロキシスロマイシン

## この臨床試験がブレークスルー

- 工藤先生が DPB に対するマクロライド少量長期療法の効果を発表された臨床研究は，1人の DPB 症例における EM の有効性を工藤先生が発見されたことをきっかけに，患者の集団で予後の改善効果を証明した研究に発展しました．また，DPB の症例に合併例が多い副鼻腔炎の症状の改善効果も認められ，耳鼻咽喉科領域における慢性副鼻腔炎に対するマクロライド療法につながっていきました．さらに，膿性痰の多い気管支拡張症に対する応用に展開されました．
- また，筆者らが 2001 年に報告した COPD における EM の有効性の証明[4]がきっかけとなって，海外で大規模研究が展開されてきた経緯があります．これらの研究結果を通じて，マクロライド少量長期療法の COPD 増悪抑制効果が認められています．

## こんな患者さんがいました

### 症例1 「発熱と膿性痰」を繰り返した副鼻腔気管支症候群の症例

40代，男性．発熱と膿性痰を繰り返して紹介された症例で，気管支拡張症を胸部 CT で確認しています．レスピラトリーキノロンを投与して発熱を抑え，その後に CAM（クラリス®200 mg）を1日2錠投与するという治療を1年間ほど繰り返し，症状が安定しました．現在はクラリス®200 mg 1日1錠で維持して，症状が改善したので中止の予定としています．

### 症例 2 「持続する痰症状」で受診した気管支拡張症の症例

70 代，男性．血痰を主訴に精査を受け，肺結核や肺癌を除外されていました．血痰はなくなりましたが，「痰症状が残って不快」と訴え受診された症例です．胸部 CT で気管支拡張症と軽度の気腫変化を認めています（図 1a）[6]．膿性痰に対してレボフロキサシン（LVFX）を 5 日間投与し，その後クラリス®200 mg を 1 日 2 錠で開始しました．痰が少なくなり，2 ヵ月後にクラリス®の投与を終了して，現在も安定しています．

### 症例 3 「血痰を間欠的に繰り返している」気管支拡張症の症例

50 代，女性．血痰や喀血を少量ながら間欠的に繰り返している症例です．左下葉に気管支拡張があり，内腔に分泌物が貯留したり改善したりしています（図 1b）[6]．喀血や血痰を呈した際に止血剤を投与し，RXM（ルリッド®）（150 mg 1 日 2 錠）を内服しています．喀痰量の減少する時期に，ルリッド®を 1 日 1 錠に減らしています．

### 症例 4 「痰の切れの悪さ」で受診した COPD の症例

80 代，男性．膿性痰の増加と「痰の切れの悪さ」を訴え紹介．COPD の増悪と判断し，LAMA を継続し，LVFX 投与とその後のクラリス®の処方により症状は改善し，増悪は抑えられています．胸部 CT で気腫性変化と下葉を中心に気管支壁の肥厚を認めました（図 1c）[6]．肺胞病変と気道病変が混在している症例と考えられます．

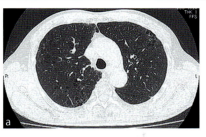
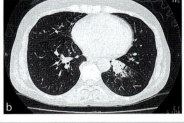
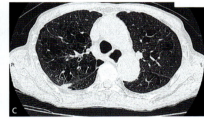

**図1　マクロライド少量長期療法を受けた症例の胸部 CT 像**
a：症例 2，b：症例 3，c：症例 4．画像に関する説明は本文を参照．
(山谷睦雄：慢性気道感染症に対する治療薬をどのように使用すればよいか？呼吸器ジャーナル 65：402-411，2017 より許諾を得て転載)

## Take Home Message

◆ マクロライド少量長期療法の対象となる症例としては，以下が考えられます．
　①気管支拡張症で，喀血や血痰が改善しても喀痰量が多い場合や，気道感染で膿性痰を抗菌薬で少なくしたが痰が切れないで残った症例．
　②COPDで，痰量が多く，増悪して痰が切れないで残った場合，あるいは長期管理薬を使用しても増悪を繰り返している症例．
　③慢性副鼻腔炎，あるいは気管支喘息や気管支拡張症などに慢性副鼻腔炎を合併した症例．

### ■ 文 献

1) 工藤翔二, ほか：びまん性汎細気管支炎にたいするマクロライド系抗生剤の少量長期間投与の臨床効果. 日本胸部疾患学会雑誌 **22** (Suppl)：254, 1984
2) Kudoh S, et al. : Improvement of survival in patients with diffuse panbronchiolitis treated with low-dose erythromycin. Am J Respir Crit Care Med **157** : 1829-1832, 1998
3) Tagaya E, et al. : Effect of a short course of clarithromycin therapy on sputum production in patients with chronic airway hypersecretion. Chest **122** : 213-218, 2002
4) Suzuki T, et al. : Erythromycin and common cold in COPD. Chest **120** : 730-733, 2001
5) Yamaya M, et al. : Macrolide effects on the prevention of COPD exacerbations. Eur Respir J **40** : 485-494, 2012
6) 山谷睦雄：慢性気道感染症に対する治療薬をどのように使用すればよいか？呼吸器ジャーナル **65**：402-411, 2017

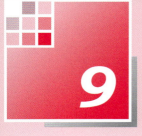

# 9 気管支喘息の吸入薬はいったいどう使い分ければ？

## 結論から先に

- 吸入薬は内服薬と異なり，自宅で一人で使用するため正確な吸入指導が必要です．
- ドライパウダー吸入器（dry powder inhaler：DPI）は勢いよく深く吸入し，加圧噴霧式定量吸入器（pressurized metered-dose inhaler：pMDI）とソフトミストインヘラー（soft mist inhaler：SMI）は普通の呼吸でゆっくり深く吸入します．
- 吸入操作が理解でき十分な吸気流速が得られる症例には，DPIを選択します（図1）．
- DPIの使用が困難な症例には，pMDIを選択します．高齢者には，スペーサーを装着するのが望ましいです（図1）．

## 気管支喘息の基本的な治療（表1）[1]

- 気管支喘息の基本病態は気道の慢性炎症であり，治療の根幹は抗炎症薬の投与です．
- 表1[1]に，未治療患者さんが受診したときの症状と，目安となる治療ステップを示しました．軽症から重症まですべての治療ステップにおいてICSが根幹であり，第一選択薬です．
- 表2[1]に各ICSの投与量の目安を示しました．ICS/長時間作用性$\beta_2$刺激薬（LABA）配合剤の投与量の目安については，喘息予防・管理ガイドライン2015[1]を参照してください．
- 吸入薬のデバイスの種類を表3[2]に示します．各デバイスの使用方法が異なるため，十分な理解と指導に苦渋します．そこで，日本全

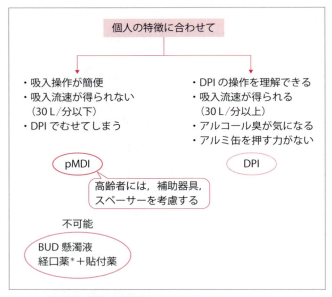

**図1　喘息治療薬の選択フローチャート**
＊：LTRA，テオフィリン徐放製剤，アイピーディ®，経口ステロイド薬

国どの施設でも一定レベルを保った説明が受けられるよう，『正しい吸入方法を身につけよう』と題したDVDとポスター[3]にまとめ，無料で全国に配布できるようになりました（図2）．ジェヌエア®を除いたすべての吸入デバイスが収録されています．

## 吸入薬の選択のコツ

- 吸入薬は，DPI，pMDI，SMIに大別されます．
- 喘息治療薬の選択フローチャートを図1に示します．
- 吸入薬の使い分けのコツは，吸入操作が理解でき，十分な吸気流速が得られる症例にはDPIを選択することです（図1）．
- DPIの操作が理解できない，吸気流速が弱い，DPIでむせてしまう症例などにはpMDIを選択します．高齢者など吸気不十分な症例，同調が困難な症例には，スペーサーを装着するのが望ましいです（図1）．

### 表1 未治療患者の症状と目安となる治療ステップ

|  |  | 治療ステップ1 | 治療ステップ2 | 治療ステップ3 | 治療ステップ4 |
|---|---|---|---|---|---|
| 重症度 | | 軽症間欠型相当 | 軽症持続型相当 | 中等症持続型相当 | 重症持続型相当 |
| 症状の頻度 | | 週1回未満 | 週1回以上，しかし毎日ではない | 毎日ある | 治療下でもしばしば増悪 |
| 症状の程度 | | 軽度で短い | 月1回以上日常生活や睡眠が妨げられる | SABAがほぼ毎日必要．週1回以上日常生活や睡眠が妨げられる | 症状が毎日ある．日常生活が制限される |
| 夜間症状 | | 月に2回未満 | 月2回以上 | 週1回以上 | しばしば |
| 長期管理薬 | 基本治療 | 吸入ステロイド薬（低用量）<br>上記が使用できない場合は以下のいずれかを用いる<br>●LTRA<br>●テオフィリン徐放製剤<br>※症状が稀なら必要なし | 吸入ステロイド薬（低〜中用量）<br>上記で不十分な場合に以下のいずれか1剤を併用<br>●LABA（配合剤使用可）<br>●LTRA<br>●テオフィリン徐放製剤 | 吸入ステロイド薬（中〜高用量）<br>上記に下記のいずれか1剤，あるいは複数を併用<br>●LABA（配合剤使用可）<br>●LTRA<br>●テオフィリン徐放製剤<br>●LAMA | 吸入ステロイド薬（高用量）<br>上記に下記の複数を併用<br>●LABA（配合剤使用可）<br>●LTRA<br>●テオフィリン徐放製剤<br>●LAMA<br>●抗IgE抗体<br>●経口ステロイド薬 |
| | 追加治療 | LTRA以外の抗アレルギー薬 | LTRA以外の抗アレルギー薬 | LTRA以外の抗アレルギー薬 | LTRA以外の抗アレルギー薬 |
| 発作治療 | | 吸入SABA | 吸入SABA | 吸入SABA | 吸入SABA |

SABA：短時間作用性$\beta_2$刺激薬，LTRA：ロイコトリエン受容体拮抗薬，
LABA：長時間作用性$\beta_2$刺激薬，LAMA：長時間作用性抗コリン薬

〔「喘息予防・管理ガイドライン2015」作成委員会：喘息予防・管理ガイドライン2015，協和企画，東京，p140-141, 2015 より許諾を得て改変し転載〕

### 表2 各ICSの投与量の目安

| 薬剤名 | 商品名 | 低用量 | 中用量 | 高用量 |
|---|---|---|---|---|
| BDP-HFA | キュバール | 100〜200 μg/日 | 400 μg/日 | 800 μg/日 |
| FP-HFA | フルタイドエアゾール | 100〜200 μg/日 | 400 μg/日 | 800 μg/日 |
| CIC-HFA | オルベスコ | 100〜200 μg/日 | 400 μg/日 | 800 μg/日 |
| FP-DPI | フルタイドディスカス | 100〜200 μg/日 | 400 μg/日 | 800 μg/日 |
| MF-DPI | アズマネックス | 100〜200 μg/日 | 400 μg/日 | 800 μg/日 |
| BUD-DPI | パルミコート | 200〜400 μg/日 | 800 μg/日 | 1,600 μg/日 |
| BIS | パルミコート吸入懸濁液 | 0.5 mg/日 | 1.0 mg/日 | 2.0 mg/日 |

〔「喘息予防・管理ガイドライン2015」作成委員会：喘息予防・管理ガイドライン2015，協和企画，東京，p120, 2015 より許諾を得て改変し転載〕

## 表3 吸入薬のデバイスの種類

| デバイス | | 商品名 | | | | | | |
|---|---|---|---|---|---|---|---|---|
| pMDI | 溶液型 | キュバール | オルベスコ | | | | | |
| | 懸濁型 | フルタイド | アドエア | フルティフォーム | サルタノール | メプチン | アイロミール | |
| DPI | ディスクヘラー | フルタイド | セレベント | | | | | |
| | ディスカス | フルタイド | アドエア | セレベント | | | | |
| | タービュヘイラー | パルミコート | シムビコート | オーキシス | | | | |
| | ツイストヘラー | アズマネックス | | | | | | |
| | ハンディヘラー | スピリーバ | | | | | | |
| | ブリーズヘラー | オンブレス | シーブリ | ウルティブロ | | | | |
| | エリプタ | レルベア | アノーロ | エンクラッセ | | | | |
| | クリックヘラー | メプチン | | | | | | |
| | ジェヌエア | エクリラ | | | | | | |
| SMI | レスピマット | スピリーバ | スピオルト | | | | | |

■ は COPD に保険適用あり．

（堀口高彦：呼吸器疾患における吸入指導と最適なデバイス．呼吸と循環 **63**：160-167, 2015 より引用）

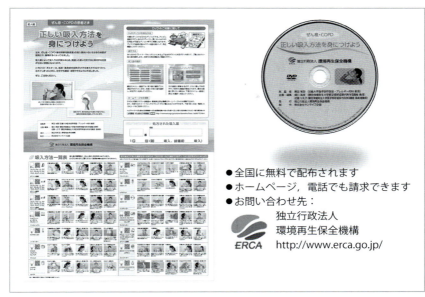

図2 『ぜん息・COPD 正しい吸入方法を身につけよう』DVD とポスター

- 2015 年から気管支拡張薬として LAMA(スピリーバ®レスピマット)が加わり,治療ステップ 3,4 に適応となりました.

## 吸入指導のポイント

### 1 吸入のポイント

- 以下について,指導を行います.
  - 吸入器に息がかからないように息を十分に吐く.
  - 背筋を伸ばし,下を向かないようにする(高齢者は亀背になりやすい).

- 舌が吸入経路の妨げにならないよう，吸入口の下に入れ，舌を下げる．
- DPI は，勢いよく深く吸入する．
- pMDI，ソフトミストインヘラーは，普通の呼吸でゆっくり深く吸入する．
- 薬剤が気管の中で沈着するまで，約5秒間ほど息を止める．
- 鼻からゆっくり吐く（口から吐くより，薬剤が長く気管に留まるため）．
- 使用後は，吸入口をティッシュなどで拭き清潔にしてからフタを閉める．
- 口の中3回，のどの奥3回ずつうがいをする．すべての"うがいをする"デバイスにおいて統一すれば混乱がない．
- 口腔内局所副作用の予防には，使用前後にもうがいを勧め，うがい後の飲水も望ましい．

## 2 吸入時の舌の位置

- 舌が流入経路の妨げにならないように，吸入時に舌と舌根をなるべく下げ，のどの奥を広げるように指導することが望ましいです．
- 吸入時の咽頭部での薬剤流入状況について，レルベア®練習器とフルティフォーム®練習器を用い，舌を下げない場合と，舌を下げた場合を内視鏡を用いて撮影しました[4]．両デバイスともに舌を下げたほうが，より多くの薬剤が咽頭に達し気管方向に流入していく様子が確認できました（図3）．
- 舌の下げ方を患者さんに説明する方法は以下のとおりです．

①「HO ー」と歌を歌うように発声させて，舌と舌根が下がりのどの奥が広がる感覚を実感してもらう．
②タービュテスターあるいはディスカストレーナーを咥え，吸入口の下に舌を入れ，笛が十分に鳴るように練習してもらう．
③息を十分に吐き，吸入時には首が下を向かないように注意する．

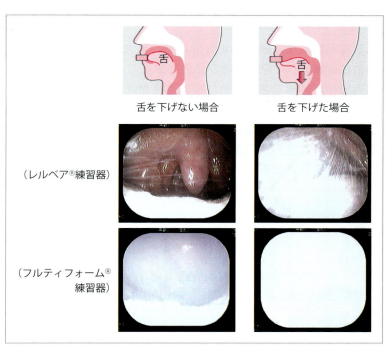

図3 もっとも多く吸入薬が流入した瞬間の咽頭部の写真

④咽頭後壁に空気が直接当たる感覚が得られたか確認する．

- 不要なステップアップを防ぎ，医療費の削減にもつながります．
- 吸入指導は，繰り返し根気強く行うことが重要です．

## 専門医にコンサルトするタイミング

- 治療ステップ3以上の治療にもかかわらず，コントロール不良例，重症発作症例．
- 吸入操作，アドヒアランスの不良例．
- アスピリン喘息を疑う症例．
- 経口ステロイド薬や免疫抑制薬を必要とする症例．

**Take Home Message**

- 気管支喘息治療の根幹は ICS であり,最大の治療効果を引き出すためには徹底した吸入指導が必要です.
- 吸入操作が理解でき,十分な吸気流速が得られる症例には DPI を選択します.
- DPI の使用が困難な症例には,pMDI を選択します.高齢者など吸気不十分な症例,同調が困難な症例には,スペーサーを装着するのが望ましいです.

## 文 献

1) 「喘息予防・管理ガイドライン 2015」作成委員会:喘息予防・管理ガイドライン 2015,協和企画,東京,2015
2) 堀口高彦:呼吸器疾患における吸入指導と最適なデバイス.呼吸と循環 **63**:160-167, 2015
3) 東田有智(総監修),堀口高彦,ほか(編):正しい吸入療法を身につけよう.独立行政法人環境再生保全機構,2015
4) 堀口高彦:吸入薬―選択基準と指導のポイント.medicina **52**:1504-1508, 2015

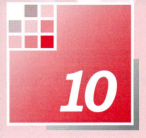

# 10 COPDの吸入療法はどう選んだら良いですか？

## 結論から先に

- 慢性閉塞性肺疾患（COPD）の吸入療法は，まず長時間作用性の気管支拡張薬を中心に導入し，重症度に応じて段階的に多剤を併用します．
- 喘息合併症例では，長時間作用性の気管支拡張薬に加え吸入ステロイド薬（ICS）を併用します．
- 喘息を合併しない症例やCOPDの増悪のない症例，症状の軽い症例ではICSを導入しないというのが現在の風潮です．
- COPDの増悪を繰り返す症例では，長時間作用性の気管支拡張薬を併用し，さらに繰り返すときはICSの併用を考慮します．

## COPDの吸入療法って？

- COPDへの吸入療法による介入は，患者さんの症状およびQOLの改善，運動耐容能と身体活動性の向上・維持，増悪の予防に有用であることがわかっていますので，積極的に導入することが望ましいです．
- 吸入療法の中心的薬剤は気管支拡張薬です．症状の程度や増悪の頻度などを加味した重症度に応じ，段階的に多剤併用することが推奨されています．
- COPDに対する気管支拡張薬のおもな効果は，気管支平滑筋の弛緩作用です．その結果，気流制限の解除，air-trappingの解消，残気量の低下，つまりは肺の過膨張の改善につながり，臨床的には症状や運動耐容能の改善，身体活動性の向上につながります．
- 治療効果の判定には，呼吸機能（$FEV_1$）の改善に注目します．ただし，

$FEV_1$ の改善が軽度でも肺の過膨張が軽減して運動耐容能が改善することも多いので，$FEV_1$ のみでなく，症状や QOL・運動耐容能や身体活動性の改善なども含めて評価することが望ましいです．

## 気管支拡張薬には何があるの？

### 1 ムスカリン受容体拮抗薬

- ムスカリン受容体拮抗薬は，気道平滑筋に存在する $M_3$ 受容体を介してアセチルコリン作動性の気道収縮効果を阻止する働きがあります．作動時間により短時間作用性（short-acting muscarinic antagonists：SAMA）と長時間作用性（long-acting muscarinic antagonists：LAMA）の薬剤があります（表 1）．
- また，抑制性神経受容体である $M_2$ 受容体はアセチルコリンを放出し気道収縮を誘導しますが，LAMA にはこの $M_2$ 受容体から早期に解離し，気道の拡張効果を延長させる効果があります．
- LAMA による治療効果は，12 時間以上にわたる気管支拡張効果が認められ，症状や運動耐容能の改善，また増悪の抑制効果も認められます．
- ただし，LAMA は前立腺肥大症による排尿障害と閉塞隅角緑内障への投与は禁忌となっています．以前に主要心血管イベントの合併増加が指摘されたことがありますが，大規模臨床試験により，特に有

表1 SAMA と LAMA の薬剤

| | | 一般名 | 商品名 |
|---|---|---|---|
| SAMA（効果持続：8 時間） | | イプラトロピウム | アトロベント |
| | | オキシトロピウム | テルシガン |
| LAMA | 1 日 1 回吸入（効果持続：24 時間） | チオトロピウム | スピリーバ |
| | | グリコピロニウム | シーブリ |
| | | ウメクリジニウム | エンクラッセ |
| | 1 日 2 回吸入（効果持続：12 時間） | アクリジニウム | エクリラ |

意な増加はないと結論づけられています．

### 2 $\beta_2$ 刺激薬

- $\beta_2$ 刺激薬は，気道平滑筋細胞における$\beta_2$受容体に作用し，細胞内のcyclic AMPを増加させ，気道収縮に対して機能的に拮抗し，気道平滑筋を弛緩させる働きがあります．
- 現在，短時間作用性$\beta_2$刺激薬（SABA，効果持続6時間）にはサルブタモール（サルタノール®）とプロカテロール（メプチン®），フェノテロール（ベロテック®）があります．
- 長時間作用性$\beta_2$刺激薬（LABA）（表2）による治療効果も，呼吸機能の改善が認められ，症状の改善，増悪や入院の抑制などが認められています．
- ただし，$\beta_2$刺激薬の有害反応として，頻脈・手指の振戦・動悸・筋痙攣などがあります．

### 3 気管支拡張薬の併用療法（配合剤）

- 異なる作用機序の気管支拡張薬を併用することは，同一薬剤の気管支拡張薬の用量を増量するよりも有害反応の危険が少なく，気管支拡張効果を増強することが期待できます．
- これらの併用治療剤（表3）は呼吸機能を改善し，その程度はそれぞれの単剤より効果があります．
- また，増悪を繰り返す患者さんにおいても，併用療法は気管支拡張薬単剤より効果的に増悪を抑制します．

表2　LABAの薬剤

|  | 一般名 | 商品名 |
|---|---|---|
| 1日1回吸入（効果持続24時間） | インダカテロール | オンブレス |
| 1日2回吸入（効果持続12時間） | サルメテロール | セレベント |
|  | ホルモテロール | オーキシス |

表3 LABAとLAMAの配合剤

> グリコピロニウム・インダカテロール（ウルティブロ®）
> ウメクリジニウム・ビランテロール（アノーロ®）
> チオトロピウム・オロダテロール（スピオルト®）

### 4 気管支拡張薬は，単剤で開始と併用で開始のどちらが良いの？

- 現時点ではどちらが良いのかについて，適切な回答となる根拠はありません．ガイドラインでは，症状に応じて多段階的に多剤を併用すること，また治療薬剤への反応性を評価することなどが推奨されています．さらには身体活動性の維持・向上が望まれていますので，単剤から開始し，症状や呼吸機能によりその効果を判定して，症状が持続する場合や呼吸機能が悪い場合には吸入器の使用状況（適正さ）を確認したうえで，さらに他剤を追加・併用して症状の改善をはかると良いと思われます．ただ，症状が重い人は併用で開始して早期に症状を改善させる手も良いと思われます．

## COPD治療におけるICSの役割って？

- 喘息での好酸球性気道炎症とは異なり，COPDはタバコ煙などの有害物質の長期吸入により生じる気道の慢性炎症性疾患とされています．その気道炎症は有害物質や微細粒子などによる炎症や酸化ストレス，プロテアーゼなどの種々の要因により相互に増強され，ステロイドによる効果・反応性は制限されてしまいます．また$\beta_2$刺激薬やテオフィリン，マクロライド系抗菌薬などの薬剤がCOPD気道におけるステロイド感受性を上げることは基礎研究では示唆されていますが，臨床的にはこれらの薬剤やステロイドによる効果の妥当性は完全には証明されていません．

## 1 ICS 単独による治療は有効？

- COPD における ICS 単独での治療は，長期的な $FEV_1$ の経年低下や死亡率に影響しないことが報告されており，今までの報告で ICS 単独吸入の長期使用による利点を決定づけるようなデータはありません．
- 現在，あらゆる病期において，COPD に対する ICS 単剤での治療は推奨できません．

## 2 長時間作用性の気管支拡張薬と ICS の併用は有効？

- 中等症から重症で増悪を生じる COPD 患者においては，呼吸機能の改善，健康状態の改善，増悪の抑制という観点で，ICS/LABA の併用療法は単剤療法よりもより効果があります．一般的には，増悪の既往のある患者さんではほとんどの臨床試験で LABA 単剤よりも ICS/LABA による治療のほうが，増悪を低下させています．しかしながら，全死亡率をアウトカムとした大規模臨床試験（TORCH study[1]）では，生存に対する併用療法の有意な効果を示せませんでした．
- 近年，血中や喀痰中の好酸球数が高い COPD では気管支拡張薬と ICS の併用により増悪が抑制されることが報告され，COPD の増悪予防に ICS 併用の指標として好酸球数が着目されるようになっています．
- 有害反応として，過去の大規模臨床試験において，ICS により肺炎の発症頻度が高くなることが示されています．ただし，ICS/LABA に含有されているステロイドの種類により肺炎の発症率に差があることや，発症した肺炎による死亡率は ICS を併用している群で低いことも指摘されています．他に ICS による有害反応として，骨粗鬆症，糖尿病の悪化，白内障，肺結核，心筋梗塞のリスクが高まるといわれています．

### 3 ICSを中止（withdrawal of ICS）できる？

- 増悪があるCOPDにおいて，ICSを含む治療からICSを中止させることについては，最終的な結論は今のところありません．
- 臨床研究では，サルメテロール＋フルチカゾン（アドエア®）の治療からICS（フルチカゾン）を中止させると，症状や呼吸機能が悪化することが示されており，近年の大規模臨床試験でもチオトロピウム＋サルメテロール＋フルチカゾン（スピリーバ®・アドエア®）の治療からICS（フルチカゾン）を中止すると，呼吸機能の低下が認められています．しかし増悪に関しては，ICSを中止しても差がないことが示されました．
- さらに近年，増悪のあるCOPDにおいて，ICSを含むサルメテロール＋フルチカゾン（アドエア®）による治療とICSを含まないインダカテロール＋グリコピロニウム（ウルティブロ®）による治療で，LABA/LAMA群で有意に増悪が抑制されているという報告[2]もあります．両群での治療レジメが異なるため，ICSの必要性についての議論は難しいですが，少なくともLABA/LAMAにより気管支拡張効果を最大に維持することは，増悪抑制に効果があることが示唆されます（この試験ではアドエア®の治療量が日本での承認量とは異なっています）．

### 4 3剤での吸入療法（ICS/LABA/LAMA）が良い？

- 現在あるICS/LABAにLAMAを追加することやLABA/LAMAにICSを追加することは，肺機能の改善や症状の緩和をもたらし，さらには増悪を抑制する可能性があります．しかしながら，まだ3剤による治療効果についてのはっきりとしたエビデンスはありません．

## 吸入デバイスの選び方は？

- 高齢患者が多いCOPDにおいては，吸入デバイスの選択は重要な

治療のカギとなります．どのデバイスにも個々に特性と利点があります．吸入デバイスによって，吸入流速による薬剤の吸入の効率やデバイスによる吸入抵抗の違いも生じますので，臨床的には個人個人に最適なものを使うべきです．

- 吸入指導：吸入の薬剤を処方する際には，きちんと吸入方法の説明をし，適切な吸入方法を示してあげることが重要です．また，吸入手技が適切に行えているかを再確認することも重要です．
- さらに現行の治療で効果不十分な際には，薬剤の調整が必要となりますが，その前に，きちんと吸入の手技を評価すべきです．吸入デバイスに個々の特性（吸入操作や至適な吸入速度，吸入抵抗など）がありますので，可能なら同一のデバイスを用いることが理想的と考えます．高齢者にとって，次々とデバイスを変えることは誤操作の原因となることが多く，またどの治療薬を使って良いのかわからなくなってしまうからです．
- 現行の治療で効果不十分な際には，治療手技のみならず病態の再評価が必要となることもありますので，専門医へご紹介ください．

## Take Home Message

- COPDの吸入療法は症状の改善，呼吸機能の改善，増悪の抑制を目指して，気管支拡張薬を中心に行う．
- ICSは，喘息合併や増悪を繰り返す患者さんに導入する．

### 文献

1) Calverley PM, et al. : Salmeterol and fluticasone propionate and survival in chronic obstructive pulmonary disease. N Engl J Med **356** : 775-789, 2007
2) Wedzicha JA, et al. : Indacaterol-Glycopyrronium versus Salmeterol-Fluticasone for COPD. N Engl J Med **374** : 2222-2234, 2016

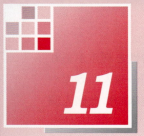

# 11 咳が長引いたら，どう鑑別して何を使う？：鎮咳薬，気管支拡張薬，吸入ステロイド薬などの使い分け

## 結論から先に

- 鑑別には，咳の持続期間や痰の有無に加え，各疾患に特徴的な病歴聴取が重要です．
- 3週間以内の急性咳嗽では急性気道感染症（上気道炎）や感染症後に咳だけが残る感染後咳嗽が多く，3〜8週間の遷延性咳嗽では感染後咳嗽が最多です．
- 慢性咳嗽（8週間以上）では，咳喘息，胃食道逆流症（GERD），副鼻腔気管支症候群（SBS）などがおもな原因です[1〜3]．
- 慢性咳嗽では，病歴と可能な範囲で行う検査所見から疑い，診断（治療前診断＝目星）をつけ，それに対する特異的な治療を行い奏効したら初めて診断が確定します（治療後診断）．中枢性鎮咳薬は原因と無関係に中枢レベルで咳を抑え込む非特異的治療薬であり，「生体防御機構として必要な咳」をも抑制します．咳喘息やGERDなどの咳にはコデインの最大量もしばしば無効で，有害反応ばかりが前面に出ます．したがってできるだけ原因を見極め，それに応じた特異的治療を行うことが重要であり，
中枢性鎮咳薬は限られた場合を除いて極力使用しない
のが原則です[1,3]．

## 具体的にどうするか？―診断

- 発熱，呼吸困難，血痰などの病歴や胸部単純X線検査などにより，肺炎，肺癌，肺結核などの重篤にもなりうる疾患をまず除外します．
- 初期診療のもう一つのポイントは，喘息を見落とさないことです．

夜間や早朝に好発する喘鳴症状の聴取や，強制呼出も含めた聴診により，呼気終末の軽微な喘鳴を聴き取る努力が重要です．しかし，昼間の来院時には喘息症状は軽快していることが多く，聴診で喘鳴がないことを根拠に喘息を除外してはなりません．
- 感染後咳嗽は，気道感染症状の先行と，自然軽快傾向が病歴のポイントです．咳喘息など他の原因による咳もしばしば上気道炎を契機に悪化・顕在化するので，注意を要します．
- これらの疾患が除外されたら，前述の「治療前診断」を行います．SBS，喫煙による慢性閉塞性肺疾患（COPD）は湿性咳嗽，それ以外の原因疾患は乾性咳嗽を呈する場合が多いです[1]．
- 慢性咳嗽の主要な原因疾患の臨床像と病態は以下のとおりです[1,3]．

①咳喘息：咳のみを症状とする喘息です．約半数がアレルギー性鼻炎を合併します．一秒量（$FEV_1$）は通常，正常か軽度の低下にとどまりますが，末梢気道閉塞を反映するスパイロメトリーのフローボリューム曲線の下降脚が下に凸になる所見はしばしばみられ，非喫煙患者では診断の参考になります．好酸球性気道炎症の間接的マーカーである呼気中NO濃度の上昇は補助診断に有用ですが，低値例が少なくないことに注意します（図1）[4]．慢性気管支炎を除くと唯一$\beta_2$刺激薬が咳に有効な疾患であり，その効果によって治療後診断します．

②SBS：副鼻腔と下気道の慢性好中球性炎症を合併する症候群です．慢性副鼻腔炎の既往・症状・画像所見がみられ，喀痰は膿性・好中球優位で，インフルエンザ菌（*Haemophilus influenzae*）や肺炎球菌（*Streptococcus pneumoniae*）などがしばしば培養されます．

③GERD：定型的症状（胸やけ，呑酸）のほか，非定型的症状として胸痛，咳などがみられます．わが国でも本症に伴う咳が増加しています[2,3,5]．治療前診断には上記症状のほか，食後や起床直後・上半身前屈・体重増加・会話に伴う咳悪化，咽喉頭症状（咳払い，嗄声など）といった特徴的病歴や問診票が参考になります．広く普及している食道内視鏡検査は，異常（びらん）を示さない患者

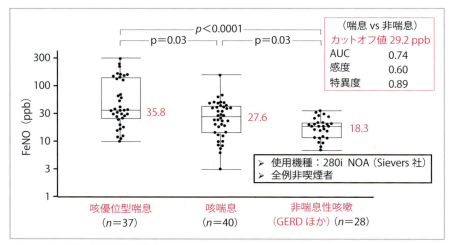

**図1 遷延性・慢性咳嗽患者での呼気 NO 測定の有用性（名古屋市立大学 喘息・慢性咳嗽外来　2013.3-2015.4）**
(Asano T, et al. : Diagnostic utility of fractional exhaled nitric oxide in prolonged and chronic cough according to atopic status. Allergol Int **66** : 344-350, 2017 より引用)

さんがむしろ多く，限界があります．咳喘息などの他疾患に GERD による咳をしばしば合併します[4]．

- これらの疾患を含めた，慢性咳嗽の原因疾患の治療前診断に有用な病歴の特徴を**表1**[1] にまとめました．
- クリニックでは，たとえば咳喘息患者さんが発症1～2週間後に受診することも多く，持続期間が短くても遷延性・慢性咳嗽の原因疾患を念頭に置く必要があります．実際には急性上気道炎が先行する短期間の咳で，発症早期の咳喘息と感染後咳嗽の鑑別がしばしば問題となります．

## なぜ考え方が変わったか？

- 呼吸器内科では肺癌などの除外目的でまず胸部画像診断が行われますが，大多数の例は異常を示しません．このような場合に「生命に関わる病気はないから心配はない」「上気道炎でしょう」などと説

## 表1　慢性咳嗽の各原因疾患に特徴的（特異的）な病歴

| 咳喘息 | 夜間～早朝の悪化（特に眠れないほどの咳や起坐呼吸），症状の季節性・変動性 |
|---|---|
| アトピー咳嗽 | 症状の季節性，咽喉頭のイガイガ感や瘙痒感，アレルギー疾患の合併（特に花粉症） |
| 副鼻腔気管支症候群（SBS） | 慢性副鼻腔炎の既往・症状，湿性咳嗽（特に膿性痰） |
| 胃食道逆流症（GERD） | 食道症状の存在，会話時・食後・起床直後・上半身前屈時の悪化，体重増加に伴う悪化，亀背の存在 |
| 感染後咳嗽 | 上気道炎が先行，徐々にでも自然軽快傾向（持続期間が短いほど感染後咳嗽の可能性が高くなる） |
| 慢性気管支炎 | 現喫煙者の湿性咳嗽 |
| ACE阻害薬による咳 | 服薬開始後の咳 |

〔日本呼吸器学会 咳嗽に関するガイドライン第2版作成委員会（編）：咳嗽に関するガイドライン，第2版，メディカルレビュー社，東京，p10，2012より許諾を得て改変し転載〕

明し，感冒薬，鎮咳薬などで漫然と経過観察される場合が少なくありませんでした．しかしその効果は乏しく，患者さんはしつこく続く咳に悩まされました．近年は咳喘息などの重要な疾患概念が確立され，ガイドラインも整備されつつあります[1]．QOLに対する意識も高まり，「たかが咳」にも的確な対応が求められています．

## 具体的にどうするか？―治療

### 1 中枢性鎮咳薬の適応

- 少なくとも初診時からの使用は，明らかな急性上気道炎や感染後咳嗽，胸痛，頭痛，肋骨骨折などの合併症を伴い患者さんのQOLを著しく低下させる乾性咳嗽に対してに留めます[1]．脳梗塞などの脳血管障害では咳反射や嚥下反射が障害されて誤嚥を生じやすくなるため，不顕性のものも含めて脳血管障害合併が多い高齢者では，誤嚥のリスクを高める中枢性鎮咳薬の使用には特に注意します[1]．湿性咳嗽では，痰の喀出を障害して感染症や気道閉塞を悪化させるリスクもあるため使用しません．湿性咳嗽の対症療法は去痰薬です．

## 2 慢性咳嗽の主要な原因疾患の治療（表2）[1]

### a 咳喘息

- 診断後は全例での早期からの長期吸入ステロイド薬（ICS）治療が推奨されます[1]．30％にみられる典型喘息への移行も，同治療により減少します．必要に応じて長時間作用性$\beta_2$刺激薬（LABA），ロイコトリエン受容体拮抗薬（leukotriene receptor antagonist：LTRA）などを併用します．ICSと前者の配合剤も有用です．軽症例で，ICSが局所有害反応などで使用困難なら，咳喘息でも抗炎症作用があるLTRAを代替使用します．悪化時や夜間睡眠に支障をきたす場合は，経口ステロイド薬を短期間使用します[1]．

### b SBS

- 第一選択はマクロライド系抗菌薬の少量長期療法で，エリスロマイシン（EM）400～600 mgをまず選択し，1～3ヵ月継続します．慢性副鼻腔炎（蓄膿症）にも奏効します．去痰薬も有効です[1]．

### c GERD

- 第一選択のプロトンポンプ阻害薬による咳改善により治療後診断しますが，消化管運動改善薬の併用もしばしば必要です．肥満や高脂肪食の回避も重要です．頻度が高い他疾患への合併にも留意します[3,6]．

表2　慢性咳嗽の各原因疾患の特異的治療薬

| | |
|---|---|
| 咳喘息 | 気管支拡張薬 |
| 胃食道逆流症（GERD） | プロトンポンプ阻害薬またはヒスタミン$H_2$受容体拮抗薬 |
| 副鼻腔気管支症候群（SBS） | マクロライド系抗菌薬 |
| アトピー咳嗽 | ヒスタミン$H_1$受容体拮抗薬* |
| 慢性気管支炎 | 禁煙 |
| ACE阻害薬による咳 | 薬剤の使用中止 |

＊ヒスタミン$H_1$受容体拮抗薬は非特異的鎮咳作用を有するが，アトピー咳嗽で著効例が多いことも事実でありアトピー咳嗽の特異的治療薬としてあげた．

（日本呼吸器学会 咳嗽に関するガイドライン第2版作成委員会（編）：咳嗽に関するガイドライン，第2版，メディカルレビュー社，東京，p11，2012より許諾を得て改変し転載）

### 3 治療前診断に従った治療で改善なし/不十分なら

- 診断が誤っているか複数の原因があると考えて，病歴聴取や諸検査を再度行います．それでも原因不明なら，専門医受診を考慮します[1,3]．呼吸器内科的精査としては胸部 CT や気管支鏡検査などを検討します（図2）[3]．近年，原因によらない共通の咳過敏病態を想定する"cough hypersensitivity syndrome"の概念が提唱されましたが，紙数の関係で詳細は他稿を参照ください[3]．

## 専門医にコンサルトするタイミング

- 治療前診断に基づく治療が無効または効果が部分的である場合，治療前診断が誤っているか複数の原因があると考え，再度病歴聴取や検査を行います．特に，他疾患に合併しやすい GERD の存在に留意します．

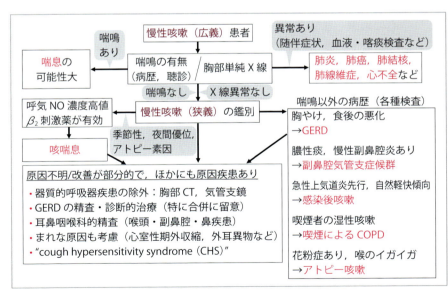

**図2　慢性咳嗽の診断フローチャート**
(新実彰男：慢性咳嗽の病態，鑑別診断と治療：咳喘息を中心に．日内会誌 105：1565-1577, 2016 を参考に著者作成)

- それでも原因が不明なら,呼吸器内科紹介,胸部CT,気管支鏡検査,耳鼻咽喉科・消化器内科・その他の専門医への紹介などを考慮します.
- これらの検査・紹介の選択順序や時期は,医師の経験や専門領域に応じて変わって良いですが,CTの放射線被曝および医療費,気管支鏡検査の侵襲および医療費には留意しましょう.一般的には,自身に使用経験がある薬剤を駆使しても咳のコントロールが難しい場合は,専門医に紹介するタイミングと考えて良いでしょう.

## Take Home Message

- 鑑別には病歴が重要です.
- 8週間以上持続する慢性咳嗽では,病歴と可能な範囲で行う検査所見から治療前診断し,それに対する特異的治療の有効性から治療後診断を確定させます.
- 頻度が高い咳喘息の治療は$\beta_2$刺激薬で確定させ,確定後はICS中心に治療します.
- 2疾患以上の合併,特にGERD合併の可能性に留意してください.
- 中枢性鎮咳薬は極力使用せず,原因を見極めて特異的治療を行うのが原則です.

## 文献

1) 日本呼吸器学会 咳嗽に関するガイドライン第2版作成委員会(編):咳嗽に関するガイドライン,第2版,メディカルレビュー社,東京,2012
2) Niimi A : Geography and cough aetiology. Pulm Pharmacol Ther **20** : 383-387, 2007
3) 新実彰男:慢性咳嗽の病態,鑑別診断と治療:咳喘息を中心に.日内会誌 **105** : 1565-1577, 2016
4) Asano T, et al. : Diagnostic utility of fractional exhaled nitric oxide in prolonged and chronic cough according to atopic status. Allergol Int **66** : 344-350, 2017
5) Niimi A : Cough associated with gastro-oesophageal reflux disease (GORD) : Japanese experience. Pulm Pharmacol Ther 2017. May 12 [Epub ahead of print]
6) Kanemitsu Y, et al. : Gastroesophageal dysmotility is associated with the impairment of cough-specific quality of life in patients with cough variant asthma. Allergol Int **65** : 320-326, 2016

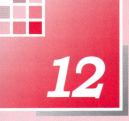

# 12 咳の長引く感染症とその対策

> **結論から先に**
> - 咳が8週間以上遷延する場合は，感染症以外の原因検索を再度行います．
> - 咳が長引く感染症の原因微生物としては，百日咳菌，肺炎マイコプラズマ（*Mycoplasma pneumoniae*）があげられます．
> - 治療はともに早期からのマクロライド系抗菌薬投与で行い，咳に対しては対症療法が中心となります．

## 感染性咳嗽とは？

- 咳は，その持続期間により3週間以内の急性咳嗽，3〜8週間以内の遷延性咳嗽，8週間以上の慢性咳嗽に分けられます．急性咳嗽と遷延性咳嗽の原因の多くは感染症によるもので，慢性咳嗽では，感染症が原因となることはまれです（図1）[1]．
- 感染性咳嗽は，原因微生物が病巣の局所に活動性に存在する活動性感染性咳嗽と，原因微生物が治療や免疫力により排除されている，あるいは菌量が少量で細菌学的な証明ができず咳が後遺症状として残存する感染後咳嗽とに分けられます．感染後咳嗽は，胸部単純X線検査で異常所見を認めません．

## 具体的にどうするか？

- 感染後咳嗽は，8週間以上続くことはまれであり，最終的には自然寛解します．治療は主として，鎮咳薬や去痰薬などの対症療法とな

ります.

- 咳が8週間以上遷延するような場合には,その咳の原因が感染症によるものなのか再度検索する必要があります.
- 感染性咳嗽を疑う以下の4つの所見,①先行する感冒症状がある,②自然軽快傾向である,③周囲に同様の症状の人がいる,④経過中に膿性度の変化する痰がみられる,を確認するとともに,画像検索・細菌学的検査を行い肺炎・肺癌・肺結核の除外を行います.画像上異常所見を認める場合には,それらに対する検査を進めていきます.
- また,喀痰がある場合には抗酸菌塗抹・培養検査と喀痰細胞診を提出し,肺結核・肺癌の除外を行います.特に肺結核を疑うような画像所見や,糖尿病や免疫不全などの臨床背景がある場合には,3日連続の喀痰検査が勧められます.
- 感染性の遷延性咳嗽の原因としては,普通感冒がもっとも多いです.原因がわかったものとしては,百日咳,マイコプラズマ肺炎があげられます[2].

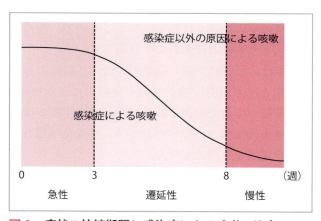

**図1　症状の持続期間と感染症による咳嗽の比率**
〔日本呼吸器学会 咳嗽に関するガイドライン第2版作成委員会(編):咳嗽に関するガイドライン,第2版,メディカルレビュー社,東京,p7, 2012より許諾を得て改変し転載〕

## 1 百日咳

- 百日咳は，以前は小児の疾患と考えられていましたが，最近では成人でも多くみられる疾患となりました．遷延性咳嗽が特徴であり，症状の持続期間は 50 日程度です[3]．
- 診断は病原体の確認が基本ですが，成人では小児より菌量が少なく病原体の分離は難しいとされています．そのため成人の百日咳の診断は，おもに血清学的診断と臨床的診断によりなされます．
- 血清学的診断は，ペア血清で 2 倍以上の上昇かシングル血清で PT-IgG 抗体価 100 EU/mL 以上あるものとされます．
- 臨床診断は，咳の持続期間と症状によってなされています（表 1）[1]．周囲での流行状況の確認と特徴的な咳は，診断に有用と考えられます．
- 治療はマクロライド系抗菌薬の投与です．ただし，マクロライド系抗菌薬が有効なのは症状が出る前のカタル期のみであり，咳が出てからの抗菌薬投与は，症状の改善には効果がありません．
- しかし，カタル期の症状は普通の感冒症状と変わらず，その時点での百日咳の診断は困難です．早期診断で重要な点は，問診の際に周囲に百日咳の流行がないか確認し，流行があれば早期のマクロライド系抗菌薬での加療をすることです．
- 症状出現後の抗菌薬投与は，症状の緩和にはなりませんが，除菌により周囲への感染リスクを減らすことはできます．特に，ワクチン

表 1　臨床的百日咳診断基準

| |
|---|
| ①発作性の咳込み<br>②吸気性笛声（whoop）<br>③咳込み後の嘔吐 |
| ・14 日以上続く咳に加え，①〜③いずれか一つ以上を伴えば臨床的に百日咳と診断 |

〔日本呼吸器学会 咳嗽に関するガイドライン第 2 版作成委員会（編）：咳嗽に関するガイドライン，第 2 版，メディカルレビュー社，東京，p35, 2012 より許諾を得て改変し転載〕

接種前の乳幼児の百日咳は重症化することが知られており，症状出現後の抗菌薬投与は周囲への感染予防として有効と考えます．治療期間としては，治療開始後5〜7日間で百日咳菌は陰性となりますが，再排菌を考慮し2週間投与が必要とされます．

## 2 マイコプラズマ肺炎

- マイコプラズマ肺炎は，市中肺炎の原因として特に若年の健常者に多く，咳が強いことが特徴です．
- マイコプラズマ肺炎の診断は，PPLO培地での培養によりなされますが，培養に時間がかかります．
- 血清学診断は，PA法のペア血清で2週間後に4倍以上の上昇あるいは，シングル血清で320倍以上とされています．
- 最近，迅速診断法として咽頭ぬぐい液での診断も保険収載されました．マイコプラズマ抗原検出キットは，感度60％，特異度100％と報告されています[4]．特異度は高いものの感度が低く，検査結果が陰性の場合には臨床症状と合わせて判断が必要となります．
- 臨床診断は，『成人市中肺炎診療ガイドライン』の細菌性肺炎と非定型肺炎の鑑別に従いなされています（p.25「4 外来で診る市中肺炎：どこまで見るべき？」表3参照）．6項目中4項目以上の一致で非定型肺炎の感度77.9％，特異度93.0％，1から5までの5項目中3項目以上の一致で感度83.9％，特異度87.0％であり，特に外来での診断に有用です．
- 治療はマクロライド系抗菌薬で行います．最近，マクロライド耐性のマイコプラズマが報告されています．成人では，約30％が耐性といわれています[5]．しかし，マクロライド耐性であっても臨床的にはマクロライド系抗菌薬は効果があるとされており，初期治療はマクロライド系抗菌薬投与が勧められます．
- マクロライド系抗菌薬投与3日後に発熱持続している場合は，レスピラトリーキノロンやテトラサイクリン系抗菌薬への変更が勧められます．

## マクロライド系抗菌薬投与について

- 百日咳・マイコプラズマ肺炎ともに早期のマクロライド系抗菌薬での加療が勧められます．
- しかし，感染性咳嗽の原因微生物の多くはウイルス感染症であり，抗菌薬投与の必要はありません．抗菌薬が適応となるのは以下の場合です．

①周囲への感染力が強い．
②感染することにより宿主によっては重症化する．
③治療薬が存在する．

- 耐性菌も考えると抗菌薬の投与は慎重に考えるところですが，マイコプラズマ肺炎や百日咳を疑うような発作性の咳や，咳込み後の嘔吐などの症状や周囲に流行がある場合には，抗菌薬投与の適応と考えられます．

## 専門医にコンサルトするタイミング

- 咳の原因が感染症以外と考えられた場合，また，適切な抗菌薬を使用しても改善が乏しい抗菌薬不応性と考えられた場合には，肺癌・器質化肺炎などを念頭に専門医への紹介を検討します．

 **Take Home Message**
- 咳が遷延する感染症を疑った場合は百日咳，マイコプラズマ肺炎を念頭に問診を行います．
- 百日咳の迅速診断は臨床症状，マイコプラズマ肺炎の診断は細菌性肺炎と非定型肺炎との鑑別で行います．
- 治療はともにマクロライド系抗菌薬投与ですが，その適応は慎重に判断します．

### ■ 文 献

1) 日本呼吸器学会 咳嗽に関するガイドライン第2版作成委員会（編）：咳嗽に関するガイドライン，第2版，メディカルレビュー社，東京，2012
2) 石田　直，ほか：成人遷延性咳嗽患者における感染後咳嗽の臨床的検討．日呼吸会誌 **48**：179-185, 2010
3) 下地克佳，ほか：成人・思春期百日咳 45 例の臨床的検討．日呼吸会誌 **46**：608-613, 2008
4) 成田光生，ほか：2013〜14 シーズン（非流行期）の当科におけるマイコプラズマ抗原検出キットの使用経験．臨床小児医学 **62**：27-31, 2014
5) Saraya T, et al. : Novel aspects on the pathogenesis of Mycoplasma pneumoniae pneumonia and therapeutic implications. Front Microbiol **5**：410, 2014

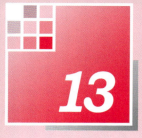

# 腫瘍性疾患を疑うときの血液検査（腫瘍マーカー）とその意義

## 結論から先に

- 肺癌における腫瘍マーカーの主要な役割は，
  ①診断時の組織型の推定，およびその他の癌合併の可能性の示唆
  ②治療効果の補助的判定
  ③再発の補助的診断
  の3つです．

## 腫瘍マーカーの測定意義は？

- 腫瘍マーカーとは，狭義では腫瘍が産生する抗原（蛋白質）です．一般的に，腫瘍マーカーは胸部単純X線検査や胸部CT検査，喀痰細胞診で肺癌が疑われた場合に測定します．肺癌で用いられる代表的な腫瘍マーカーを**表1**に示します．
- 腫瘍マーカーは確定診断に用いることはできず，治療前後の数値の比較による治療効果の補助的診断や，数値の再上昇による再発の補助的診断に利用されます．肺癌で頻用される腫瘍マーカーについて

表1 肺癌で用いられる代表的な腫瘍マーカー

| 腫瘍マーカー | 肺癌の組織型 |
| --- | --- |
| CEA（carcinoembryonic antigen） | 腺癌 |
| SLX（sialyl Lewis X-1, sialyl SSEA-1） | 腺癌 |
| CYFRA 21-2（cytokeratin 19 fragment） | 扁平上皮癌 |
| SCC（squamous cell carcinoma related antigen） | 扁平上皮癌 |
| Pro-GRP（pro-gastrin-releasing peptide） | 小細胞癌 |
| NSE（neuron specific enolase） | 小細胞癌 |

以下に述べます．

## 1 CEA（carcinoembryonic antigen）

- 肺腺癌の代表的な腫瘍マーカーの一つです．肺腺癌の約半数の症例で上昇し，一般に 5 ng/mL 以下が正常値とされます．糖尿病，高度喫煙者，肺炎，潰瘍性大腸炎，肝硬変，慢性肝炎，胃潰瘍，甲状腺機能低下症などの良性疾患で陽性になることがありますが，カットオフ値の 2 倍以下のことが多いとされています．肺癌においてCEA が上昇していた場合には，胸部単純 X 線写真で明確な腫瘤として認められることが多いとされ，早期発見には有効ではありません．また，術後 CEA が正常化しない場合は，癌の遺残が疑われ，予後不良の報告があります[1]．

## 2 SLX（sialyl Lewis X-1, sialyl SSEA-1）

- SLX は血管内皮細胞に発現する細胞接着分子 E-セクレチンのリガンドであり，血行性転移に関与すると考えられています．肺癌では肺腺癌のマーカーとして使用しますが，臓器特異性は低く，消化器系や婦人科系腫瘍のほか，気管支拡張症，肺線維症，慢性閉塞性肺疾患（COPD）などで偽陽性を示すことが報告されています．また，溶血や唾液の混入によって高値となることがあります[2]．

## 3 CYFRA 21-1（cytokeratin 19 fragment）

- 加齢や喫煙の影響を受けませんが，皮膚，消化器系や婦人科系腫瘍，腺癌などの悪性腫瘍のほか，間質性肺炎，肺結核，肺膿瘍，気管支拡張症など良性の呼吸器疾患でも高値となることがあります[3]．扁平上皮癌のマーカーとして使用され，SCC（squamous cell carcinoma related antigen）よりも陽性率と特異度が高いとされています．

## 4 SCC

- 子宮，頭頸部，食道，肛門の扁平上皮癌でも陽性率は高く，臓器特異性は低く，喫煙で陽性を示すことがあります．扁平上皮癌のマーカーとして使用されますが，CYFRA 21-1 と比較すると早期の陽性率は低いとされています．

## 5 Pro-GRP（pro-gastrin-releasing peptide）

- 小細胞癌に特異性が高いマーカーです．大細胞神経内分泌癌（large cell neuroendocrine carcinoma：LCNEC），肺カルチノイドといった神経内分泌腫瘍でも陽性になりますが，100 pg/mL を超える場合は小細胞癌を強く疑います．腎機能の悪化に伴って上昇するため[4]，血清クレアチニン値＞1.6 mg/mL では注意を要します．また，甲状腺髄様癌，間質性肺炎，非癌性胸膜炎でも高値となることがあります．

## 6 NSE（neuron specific enolase）

- 小細胞癌に特異性が高いマーカーです．神経内分泌腫瘍（褐色細胞腫，甲状腺髄様癌，インスリノーマなど），神経芽細胞腫のほか脳腫瘍，脳血管障害，脳炎でも陽性となることがあります．赤血球中にも NSE は存在するため，溶血検体では高値となること，化学療法後に NSE 含有癌細胞の融解壊死により酵素逸脱が起こり，一過性の上昇を認めることに注意が必要です．

## 7 I-CTP（type I collagen cross-linked C-telopeptide）

- I-CTP は骨転移の進展に伴い上昇するため，骨転移のマーカーとして用いられます．

## 8 NTx (type I collagen cross-linked N-telopeptide)

- NTxは骨基質の主要構成成分であるⅠ型コラーゲンが蛋白分解酵素により分解を受けたあとに,血中に放出されて尿中に排出される物質であり,骨転移の進展に伴い上昇するため,骨転移のマーカーとして用いられます.

## こんな患者さんがいました

### 症例5 治療によって腫瘍マーカーと画像の改善を認めた症例

65歳,女性.肺腺癌 c-T2aN2M1b stage IV *EGFR* 遺伝子変異陽性の患者さんです.一次治療としてエルロチニブを開始しました.治療開始後,CEAは減少し,胸部単純X線検査で病変の改善を認めました(図1).このように,腫瘍マーカーを治療効果の予測マーカーとして使用できる場合があります.

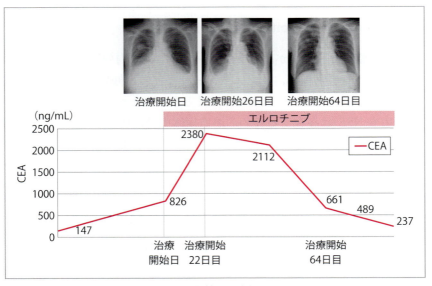

図1 腫瘍マーカー(CEA)と治療効果の経過

## 腫瘍マーカーが予期せず高値のときはどうしましょう？

- 偽陽性の可能性がないか確認します．
- 胸部単純X線や胸部CTおよびスクリーニングを行います．
- CEAなど，肺以外の癌でも上昇する腫瘍マーカーがあるので，消化管内視鏡やPET-CTなどを行う必要があります．
- 画像スクリーニングで異常を認めない場合でも，翌月以降の数値が高値の場合は専門医へコンサルトすることをお勧めします．

---

###  Take Home Message

- 臨床における腫瘍マーカーの意義は，①診断の補助・組織型の推定，②癌の病勢評価，③治療効果，④再発の指標であり，早期発見・スクリーニングには用いません．
- また，良性疾患，生理的反応で上昇する場合があります．

---

### 文献

1) Okada M, et al. : Prognostic significance of perioperative serum carcinoembryonic antigen in non-small cell lung cancer : analysis of 1,000 consecutive resections for clinical stage I disease. Ann Thorac Surg **78** : 216-221, 2004
2) Ueoka H, et al. : A statistical analysis of serum sialyl Lewis X-1 (SLX), CEA, SCC and NSE levels in patients with lung cancer. Nihon Kyoubu Shikkan Gakkai Zasshi **29** : 1022-1028, 1991
3) Kim YC, et al. : Different cutoff values of Cyfra 21-1 for cavitary and noncavitary lung cancers. Lung Cancer **30** : 187-192, 2000
4) Molina R, et al. : ProGRP : a new biomarker for small cell lung cancer. Clin Biochem **37** : 505-511, 2004

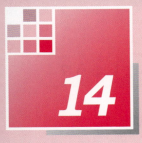

# 14 介護施設に入所中の方の肺炎の治療と予防法は？

## 結論から先に

- 日本呼吸器学会の『医療・介護関連肺炎診療ガイドライン』[1]にエッセンスが集約されています．
- 抗菌薬の投与は必須ですが，それだけでは治りません．嚥下障害対策が必須です．この際，誤嚥を防ぐ対策と，誤嚥しても肺炎にならないようにする対策の2つのアプローチ方法があります．
- 介護患者さんの死亡原因として，肺炎はもっとも重要な疾患です．介護を受けているということ自体がフレイルの進行を示しており，誤嚥リスクが高く，誤嚥性肺炎リスクも高いです[2〜4]．
- 日本呼吸器学会では，これらの患者さんの肺炎を医療・介護関連肺炎（NHCAP）と定義し，そのガイドライン[1]を策定しました．
- NHCAPも肺炎（細菌性肺炎）の一種ですが，患者背景として基礎疾患を有し，日常生活動作（ADL）の低下した症例が多くあります．多くは嚥下機能が障害されており，誤嚥を繰り返しています．

## 具体的にどうするか？

- NHCAPガイドライン策定後の検討により，原因菌は肺炎球菌（*Streptococcus pneumoniae*）などの市中肺炎の原因菌と大差がないことが判明しています．耐性菌も検出されますが，原因菌ではない場合が多いことがわかっています．クローンライブラリーDNA法を用いると，口腔内細菌，嫌気性菌が高率に検出されることがわかりました．ただし，これらは弱毒菌ですから，これらをカバーする抗菌薬を用いていれば，懸念しすぎる必要はありません．

## 1 抗菌薬選択について

- 高齢者の誤嚥性肺炎は高齢先進国に特殊な肺炎ですが，原因菌は通常の肺炎と大差ありません．患者さんの重症度によって病態は変化しますが，常に耐性菌を意識した治療を行う必要はありません．リスクとして，胃瘻増設患者さんなどですでに経口摂取不能である場合といった，特殊な病態の患者さんではあらかじめ採痰を行って原因菌の同定を試みる必要がありますが，通常の介護患者さんでは，市中肺炎の原因菌に対する抗菌薬を選択すれば良いです．
- ガイドライン[1]のC群，D群に該当するような，複数薬剤の併用は原則必要ありません．ただし経口薬を使用する場合，十分な気道上皮被覆菌濃度を確保することが難しいため，重症例では最初からレスピラトリーキノロンを選択するのが良いでしょう．
- とはいえ通常は肺炎を繰り返すので，初回はマクロライド系抗菌薬などで対応するほうが望ましいです．
- この際，アドヒアランスの問題があるので，アジスロマイシン（AZM）のSR製剤などを投与するような工夫が必要な場合があります（図1）．

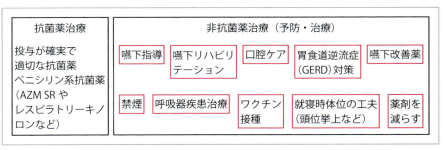

**図1　在宅高齢者肺炎の治療戦略**
polypharmacy（多剤服用）は，薬剤相互作用，副作用頻度が増加するので，必要性の高い薬剤に限定する努力が大切である．

## 2 誤嚥のメカニズムは？

- 誤嚥性肺炎は誤嚥により生じますが，肺炎発症に重要なのは，夜間を主体とする微量誤嚥です．
- 高齢者はほぼ毎日誤嚥しており，その結果肺炎を生じます．しかし，比較的健常な気道上皮がすぐに細菌感染を生ずることはなく，細菌の付着，細胞傷害などが生じて初めて肺炎を発症します．この誘因として，反復性の消化液の逆流やウイルス感染の先行などが重要となります．そこで，逆流性食道炎（GERD）治療，逆流防止策，かぜなどの上気道感染に罹りにくくする対策を立てます．マスクの着用により気道の乾燥を防ぎ，手洗いを心がけます．
- 誤嚥性肺炎では，誤嚥を起こさないための予防戦略と，肺炎を発症しないための予防戦略が重要であり，これら2つの予防を治療と並行しないと成績が向上しません．

## 3 嚥下障害への対策

### a 誤嚥対策

嚥下機能を回復させるための嚥下リハビリテーションと，原因菌の重要なソースとなりうる上気道定着菌を減少させるための口腔ケアを行います（表1）．嚥下機能を保つためには食べることが大切であり，摂食嚥下機能療法の実践が必要です．微量誤嚥が病態を悪化させるので，どのように嚥下すれば良いか，食事形態はどうするか，体位はどうするべきか，などの嚥下指導を行い，日頃から注意することが大切です．嚥下機能を悪化させうる抗コリン薬や三環系抗うつ薬を減量・中止し，嚥下機能の改善に寄与するACE阻害薬やシロスタゾールを，適応が合えば併用します．

### b 頭位（ベッド）挙上やGERDの予防

気道分泌物の再誤嚥，また，気道定着菌による肺炎発症を防ぐためにも，体位変換による体位ドレナージ，タッピングなどの理学療法が

### 表1　NHCAP予防・治療のための摂食嚥下機能療法

1. **口腔ケア**
   a. 口腔疾患ケア（齲歯治療，歯周病ケア，口内炎治療など）
   b. 器質的口腔ケア（口腔内の清掃，歯の治療，義歯調整，歯肉マッサージなど）
   c. 機能的口腔ケア（唾液腺・口腔内・顔面のマッサージ，舌トレーニング，構音トレーニングなど）
2. **間接訓練（基礎訓練）**
   発声を促す，会話をする，歌を歌うなど嚥下筋肉群の基礎訓練
3. **呼吸器肺理学療法**
   深吸気練習，誤嚥時の咳の仕方の習得，呼吸と嚥下のタイミングの習得，胸壁のタッピングなど
4. **直接訓練（摂食訓練）**
   a. 食物を用いた段階的摂食訓練
   b. 嚥下指導－姿勢，食物形態，一口量，回数，嚥下方法，介助実施
   c. 水の試飲，ゼリーの試食，嚥下訓練食，移行食，常食への改善

重要です．また，肺機能を最大にしておくことで誤嚥による末梢気道閉塞や肺炎発症を予防できるので，高齢者に多いCOPD，肺結核後遺症などを適切に治療し，慢性呼吸不全についても十分に管理治療します．栄養療法として，経皮胃瘻造設術を行う選択肢はありますが，誤嚥性肺炎を予防する目的としては推奨されません．

### c 耳鼻咽喉科専門医や歯科専門医による在宅嚥下障害への対応

嚥下内視鏡検査などは在宅でも可能です．より危険度の低い食事のとり方と嚥下の仕方を指導する嚥下指導の充実や，在宅支援病床を推進するための嚥下障害診療における病院診療，病診連携への取り組みの拡大が今後一層重要となります．

### d 声門閉鎖術

これらの予防策を講じても改善しない肺炎反復症例の場合，声は失うことになりますが確実に栄養状態が改善する方法として，低侵襲で安全な誤嚥防止術である声門閉鎖術が確立されています．肺炎の防止と経口摂取機能の維持ができ，気管カニューレも不要となるので，在宅管理も容易になります．本人家族と合意のうえ，試みるべきアプ

ローチです．

### 4 ワクチン接種

- 誤嚥性肺炎は，上気道定着菌によって発症する可能性が高いです．NHCAP の原因菌の 20 〜 30％が肺炎球菌ですので，肺炎球菌ワクチン接種を行います[5]．2 種類あるワクチンについては，まず PCV13 を先に，1 年以上あけて PPSV23 を接種するのが有効な方法と考えられます．また，インフルエンザワクチンも毎年接種します．インフルエンザウイルス感染後は，誤嚥リスクが増加します[6]．

## なぜ考え方が変わったか？

- 考え方が変わったというよりは，介護患者が肺炎リスクであることを超高齢社会が証明したといえます．時代の変遷によって，肺炎の診療体系が変わってきたということです．

## この臨床試験がブレークスルー

- 食物の誤嚥ではなく，夜間微量誤嚥の重要性を示す意味で，座位や立位ではなく臥位での嚥下機能の評価を行ったのは，筆者らの臨床研究[7]です．仰臥位で反射が生じない症例は，肺炎発症しやすいことを明らかにしました．
- 故 関沢清久筑波大学前教授が東北大学時代に行われた前向き研究[8]が，P 物質セオリーの臨床応用の道を開きました．
  この研究では，脳梗塞既往のある高血圧患者で ACE 阻害薬（タナトリル）を内服している群は，その後 2 年の追跡調査で他の降圧薬治療群に比し，肺炎発症が 3 割減少しました．ACE 阻害薬により咳反射が亢進して肺炎予防となったとの誤解もありますが，嚥下反射が改善したためと考えられます．
- 口腔ケアについては，Lancet での予備研究に次いで，JAGS の

RCT[9] がブレークスルーとなりました.
この研究では,口腔ケアをすることで肺炎発症が抑制されました.しかしこの当時は,患者さんへの口腔ケアが全く行われていなかった時代なので,その効果が顕著に認められた可能性が高いです.口腔ケアの重要性が認知された現在では,同様の研究成果を望むのは難しいと思われます.

- 臨床研究ではありませんが,日本呼吸器学会が策定した『医療・介護関連肺炎診療ガイドライン[1]』は日本の感染症診療において意義を有するといえます.米国胸部疾患学会(ATS)/米国感染症学会(IDSA)が2006年の院内肺炎(HAP)ガイドラインで指摘した医療ケア関連肺炎(HCAP)を,日本の原状に即して新たに定義し直した点で,今後の臨床や臨床研究を行ううえでのチャレンジを示したものと評価できます.要介護者であることが肺炎リスクであることを示した点で,功績は大きいです.

## 個人的な経験から言えば

- 口腔ケアは有効ですが,臨床試験[9]が行われた2000年当時は口腔ケアがほとんど行われていなかったため,介入が著効を示したといえます.現在は医療が介入している高齢者への口腔衛生管理は常識であり,口腔ケアのみで肺炎が減るという実感は乏しいです.また,一部の研究で示される,口腔ケアによる嚥下反射の改善は臨床ではほとんど経験しません.しかし,介入にデメリットはありませんので行わない理由はないでしょう.できれば,歯科医や歯科衛生士に一度指導を受けることが望ましいです.

- ACE阻害薬の肺炎予防効果についても誤解があります.ACE阻害薬で咳が出るから肺炎を防ぐというわけではありません.あくまでも原因は夜間の微量誤嚥であり,嚥下障害のほうがはるかに重要ですので,咳反射の改善による肺炎予防効果は,誤嚥性肺炎ではきわめて限定的です.これを裏づけるように,すべてのACE阻害薬で肺炎予防効果が認められているわけではなく,エビデンスを得られ

ているのはイミダプリルとペリンドプリルのみです．

## こんな患者さんがいました

### 症例6　誤嚥性肺炎と思っていたら筋萎縮性側索硬化症であった症例

　85歳，男性．繰り返す肺炎を主訴に来院．嚥下反射はあるものの嚥下運動が遅れ，誤嚥を繰り返していたため精査したところ，嚥下障害を初発症状とする筋萎縮性側索硬化症であることが判明しました．

　このように，誤嚥性肺炎を繰り返す症例では，背後に重要な神経疾患が隠れている可能性がありますので注意が必要です．高齢者だからと，ただの老化現象からくる誤嚥性肺炎であると思い込んではいけないことを教えられた症例でした．

### Take Home Message

- 誤嚥性肺炎は予防と治療の並行が治療成績の改善につながる点を理解することが大切です．大変ですが，できる予防策はたくさんあります．

### 文　献

1) 日本呼吸器学会　医療・介護関連肺炎診療ガイドライン（http://www.jrs.or.jp/uploads/uploads/files/photos/1050.pdf）［参照 2017-10-16］
2) Teramoto S, et al. : Update on the pathogenesis and management of pneumonia in the elderly-roles of aspiration pneumonia. Respir Investig **53** : 178-184, 2015
3) Teramoto S : Clinical significance of aspiration pneumonia and diffuse aspiration bronchiolitis in the elderly. J Gerontol Geriat Res **3** : 142, 2014
4) Teramoto S, et al. : High incidence of aspiration pneumonia in community- and hospital-acquired pneumonia in hospitalized patients: a multicenter, prospective study in Japan. J Am Geriatr Soc **56** : 577-579, 2008
5) Chiba H, et al. : Benefits of pneumococcal vaccination for bedridden patients. J Am Geriatr Soc **52** : 1410, 2004
6) 中田頌子，ほか：A型インフルエンザウイルス感染後に発症した胃切除後誤嚥性肺

炎の1例．日本老年医学会雑誌 **50**：661-666，2013
7) Teramoto S, et al. : Simple two-step swallowing provocation test for elderly patients with aspiration pneumonia. Lancet **353**：1243, 1999
8) Sekizawa K, et al. : ACE inhibitors and pneumonia. Lancet **352**：1069, 1998
9) Yoneyama T, et al. : Oral care reduces pneumonia in older patients in nursing homes. J Am Geriatr Soc **50**：430-433, 2002

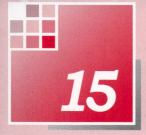

# 15 進行期肺癌の分子標的薬の進歩：「頑張る」意味があるのか？

## 結論から先に

- 分子標的薬は，その薬剤の標的となる遺伝子異常をもつ患者さんに劇的な治療効果をもたらします．
- 肺癌でおもに標的となる遺伝子異常は EGFR（epidermal growth factor receptor）遺伝子変異と ALK（anaplastic lymphoma kinase）融合遺伝子転座で，これらの遺伝子異常のある患者さんには，まず分子標的薬を使います．
- 分子標的薬は従来の抗悪性腫瘍薬と比較し単純に約2倍以上の持続効果を示し，全身状態も明らかに改善するため，「頑張る」意味はあります．
- 最近では，既存の分子標的薬が効かなくなったあとに，新たに出現する遺伝子（耐性遺伝子）変異を標的とした次世代の分子標的薬が使えるようになり，さらに治療成績が伸びています．

## 分子標的薬が投与されるのはどんな患者さん？

- すべての肺癌患者さんが分子標的薬の治療対象となるわけではありません．最低でも下記2つは満たす必要があります．

  ①進行（転移性），再発の状態であること．
  ② EGFR 遺伝子変異陽性，ALK 融合遺伝子転座が確認されていること．

- これらの遺伝子異常の頻度ですが，EGFR 遺伝子変異は日本人で30〜40％程度で認めます．日本人を含むアジア人，女性，非喫煙

者，腺癌の患者さんに多いこともわかっています．一方で，*ALK* 融合遺伝子転座は非小細胞肺癌の 5％と頻度が低く，若年者，非喫煙者，腺癌の患者さんに多く認めます．
- これらの遺伝子異常はおもに，肺癌診断時の気管支鏡検査の際に組織，細胞診検体を用いて調べます．具体的には *EGFR* 遺伝子変異は PCR（polymerase chain reaction）をベースとした高感度法で，*ALK* 融合遺伝子転座は免疫組織化学染色（IHC）法と FISH（fluorescence *in situ* hybridization）法を組み合わせた方法で判定しますので，遺伝子異常の種類によっても測定法が異なります．
- 最近は，遺伝子異常をもつ患者さんを対象とした治験や臨床試験が数多く行われていることもあり，気管支鏡検査で良質な検体をたくさん採取することがとても重要であることが再認識され，検査法も開発が進んでいます．

## 分子標的薬はどのくらい効くの？〜この臨床試験がブレークスルー〜

- 肺癌の患者さんに初めて分子標的薬治療が有効であることを示した試験に，IPASS（Iressa Pan-Asia Study）試験があります．この試験は，女性，非喫煙者，腺癌，アジア人を対象に，EGFR 阻害薬（EGFR-TKI）の一つであるゲフィチニブと従来の標準治療の殺細胞性抗悪性腫瘍薬治療（カルボプラチン＋パクリタキセル）を比較した第 3 相試験でした[1]．
- 結果，*EGFR* 遺伝子変異陽性の患者さんと陰性の患者さんではゲフィチニブの効き方が正反対となり，*EGFR* 遺伝子変異陽性の患者さんではゲフィチニブの無増悪生存期間（PFS）が 9 ヵ月，奏効割合が 70％であったのに対して，陰性の患者さんでは PFS は約半分の 5 ヵ月，奏効割合については全くないという結果になりました．
- その後は *EGFR* 遺伝子変異陽性の患者さんのみを対象として，EGFR-TKI と殺細胞性抗悪性腫瘍薬治療を比較した試験がいくつか行われ，EGFR-TKI の PFS は約 1 年，奏効割合は 70％前後で，いずれも殺細胞性抗悪性腫瘍薬治療の約 2 倍以上の効果は確かなものと

なりました．
- *ALK* 融合遺伝子転座に対しては，当初から遺伝子異常のある患者さんのみを対象とした試験が行われ，非常に少ない頻度ながらも国際共同試験により，ALK 阻害薬は *EGFR* 遺伝子変異に対する EGFR-TKI と同様の効果をもつことが証明されています．
- これらの結果から，*EGFR* や *ALK* のような，癌の発生や生存に寄与する特定の遺伝子（ドライバー遺伝子）異常に対する分子標的薬の効果は絶大であり，新しいドライバー遺伝子の候補が次々と発見されています．
- 最新の日本人のデータでは，*EGFR* 遺伝子変異陽性の患者さんの全生存期間 (OS) の中央値は 4 年を超えています[2]．*ALK* に対しても，今後同様の結果が報告されることは間違いなさそうです．肺癌根治の指標の一つに 5 年生存率があり，これまでは進行肺癌において 5 年生存はほぼ期待できませんでしたが，今後は遺伝子変異陽性の患者さんに対しては 2～3 人に 1 人は 5 年生存可能な時代になりそうです．

## 分子標的薬が効かなくなったら？

- 分子標的薬も万能ではありません．EGFR-TKI は約 1 年前後，ALK 阻害薬は 1 年半～2 年ぐらいで効果がなくなり，癌が増悪することがわかっています．
- これまでは増悪後には従来の標準治療である殺細胞性抗悪性腫瘍薬による治療が推奨されており，殺細胞性抗悪性腫瘍薬も含めて「使い切る」ことが重要とされていました．これは今でも同じです．
- 最近，分子標的薬によって出現する新たな遺伝子（耐性遺伝子）の存在が解明され，特に EGFR-TKI 治療後に出現する *T790M* 遺伝子変異は約半数の患者さんに出現することがわかりました．
- この *EGFR T790M* 遺伝子変異が出現した患者さんに対する分子標的薬が開発され，その代表であるオシメルチニブは，PFS の中央値は約 9 ヵ月で 60% 前後の奏効割合を示しました[3]．これは再発後

の治療としては驚異的な効果であり、さらに治療成績が伸びることが予想されます。わが国でも2016年5月に承認され、日常臨床で使えるようになっています。
- EGFR T790M 遺伝子変異を確認するためには、増悪後に気管支鏡による再生検を施行する必要があります。これまで気管支鏡検査は侵襲の程度や得られる情報量から、再生検はルーチンでは行われませんでしたが、今後は遺伝子変異陽性患者さんの増悪後の耐性遺伝子変異確認のため、可能な限り再生検をするようになります。
- また、再生検の侵襲を減らすために、血漿を用いた耐性遺伝子変異検索法の開発が進んでいます。

## こんな患者さんがいました

### 症例7 オシメルチニブが著効した長期生存症例

　69歳，女性．非喫煙者，肺腺癌（EGFR L858R 遺伝子変異陽性）．2012年，術後肺転移再発に対しゲフィチニブ内服開始．途中で殺細胞性抗悪性腫瘍薬やエルロチニブにスイッチするなどして，4年間にわたり病勢コントロールができていました．2016年に多発肺転移，胸水再発を認め，呼吸状態も悪化しPS不良でした．これまでは，この時点で効果が期待される治療法はありませんでした．

　そこでちょうどオシメルチニブが承認されたばかりでしたので，なんとか再生検を施行しました．結果は EGFR T790M 遺伝子変異陽性でした．リスクをよく説明したうえで，オシメルチニブの内服を開始しました．投与開始後みるみるうちに全身状態が改善し，2ヵ月後には肺転移はほぼ消失しました（図1）．現在も特に有害反応もなく，元気に外来に通院しています．5年生存は目前です．

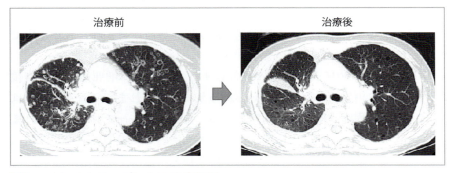

図1 オシメルチニブによる治療効果

## 分子標的薬の有害反応は？

- 分子標的薬にも有害反応があり，しかも従来の殺細胞性抗悪性腫瘍薬とはその内容が異なります．また同じ分子標的薬でも，EGFR-TKIとALK阻害薬でも異なります．
- EGFR-TKIのおもな有害反応は，下痢，皮疹，口内炎です．皮疹は殺細胞性抗悪性腫瘍薬治療ではそれほどみられない有害反応のため，EGFR-TKIに特徴的といえます．皮疹対策として，軟膏，保湿，爪囲炎の処置などによる工夫が必要ですので，有害反応対策に「慣れ」を要します．
- 忘れてはいけないのが，薬剤性の肺炎です．頻度は5%前後とそれほど多くはありませんが，比較的治療開始から早期（約1ヵ月以内）に起こることが知られていますので，治療開始早期には定期的な胸部単純X線検査が望ましいです．致死的有害反応ですので，EGFR-TKI使用前にはリスクをよく説明しておく必要があります．
- 現在臨床で使用可能なALK阻害薬はクリゾチニブ，アレクチニブ，セリチニブの3つですが，クリゾチニブは視野障害，消化器症状，アレクチニブは全体的に有害反応が少ないですが口内炎，皮疹など，セリチニブは消化器症状が多くみられ，3種類でそれぞれ内容や程度が若干異なります．

表1 おもな EGFR 阻害薬と ALK 阻害薬の特徴

| 一般名<br>(商品名) | EGFR 阻害薬 | | | ALK 阻害薬 | | |
|---|---|---|---|---|---|---|
| | ゲフィチニブ<br>(イレッサ) | エルロチニブ<br>(タルセバ) | アファチニブ<br>(ジオトリフ) | クリゾチニブ<br>(ザーコリ) | アレクチニブ<br>(アレセンサ) | セリチニブ<br>(ジカディア) |
| メリット | ・使用実績が多く使いやすい<br>・高齢者やPS不良にも使われる | ・脳転移に有効であるとの報告あり<br>・イレッサ®の約3倍相当の濃度で,海外で多く使用される | ・exon 19 deletion をもつ EGFR 遺伝子変異陽性肺癌に効果が高いとの報告あり<br>・イレッサ®との直接比較試験で,PFSは良好 | ・はじめに承認された薬剤で,使用実績が多い | ・有害反応が全体的に少ない<br>・クリゾチニブとの直接比較試験でPFSが良かった | ・クリゾチニブ使用後でも効果あり |
| デメリット | ・肝障害が多い | ・皮疹を含め,イレッサ®よりも全体的に有害反応が強い | ・下痢,爪囲炎が強く,イレッサ®よりも全体的に有害反応が強い | ・視野障害,嘔気などあり | ・口内炎,皮疹などあり | ・消化器毒性が強い |

### 1 分子標的薬の使い分け

- 現在保険適用内で使用可能である代表的な薬剤は,EGFR-TKI が3種類,ALK 阻害薬が3種類あります.これらについて簡単な特徴を表1に示しましたので,使用の際にご参考ください.
- 耐性遺伝子を標的とした薬剤は現時点ではオシメルチニブしか承認されていないので比較はできませんが,今後はさらに同種の薬剤が出てくるでしょう.いずれにしても,*EGFR T790M* 陽性の場合はオシメルチニブを含む選択的な阻害薬を優先的に使用します.

## 具体的にどうするか?

- *EGFR* や *ALK* の遺伝子異常をもつ患者さんには分子標的薬が著効します.多少状態が悪くても,特に非喫煙者などの場合には遺伝子

異常がある可能性がありますので，あきらめずに検索をしましょう．
- 分子標的薬は効果が高い一方で，長く継続するためには有害反応の管理が重要です．特徴的な有害反応もありますので，専門医による治療が望ましいです．
- 特に EGFR-TKI による治療後の増悪の場合は，*EGFR T790M* 遺伝子変異検索のために再生検を積極的に施行しましょう．

 **Take Home Message**

- 分子標的薬を使用するのは，進行肺癌で *EGFR* や *ALK* の遺伝子異常があるときです．効果は絶大ですので，「頑張る」意味があります．
- EGFR-TKI 治療後の増悪の場合は，気管支鏡による積極的な再生検を検討しましょう．

### 文 献

1) Mok TS, et al. : Gefitinib or carboplatin-paclitaxel in pulmonary adenocarcinoma. N Engl J Med **361** : 947-957, 2009
2) Kato T, et al. : Afatinib versus cisplatin plus pemetrexed in Japanese patients with advanced non-small cell lung cancer harboring activating EGFR mutations : Subgroup analysis of LUX-Lung 3. Cancer Sci **106** : 1202-1211, 2015
3) Jänne PA, et al. : AZD9291 in EGFR inhibitor-resistant non-small-cell lung cancer. N Engl J Med **372** : 1689-1699, 2015

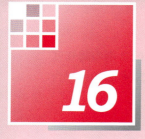

# 16 気管支喘息治療薬を減らしたいときはどの順番で？

## 結論から先に

- 気管支喘息治療薬は，増やすことはたやすいですが，減らすことは難しいです．
- 気管支喘息の治療目標は，日常生活において喘息による症状がなくまた，使用薬剤による有害反応やさまざまな原因による増悪がない状態が続くことです．
- このことから，日々の治療，特に気道炎症に対する抗炎症治療が非常に大切であり，吸入ステロイド薬（ICS）を中心とした治療を続けていくことが目標完遂のファーストステップであると考えます．
- 減薬のエッセンスは，ICS，気管支拡張薬の配合剤を高用量から中用量・低用量へ減量．その後，配合剤からICS単剤にしてみるということですが，実地診療において迷うことも多いと思われますのでそこに焦点を当てて概説します．

## 喘息治療ステップ

- 喘息治療の最大の目標は，日常生活が発作により制限されないようにすることです．その目標を達成するために，アレルギー学会より喘息治療ステップが提唱されています（p.57「9 気管支喘息の吸入薬はいったいどう使い分ければ？」表1参照）．
- 筆者はこの表をもとに，患者さんの現在の症状と照らし合わせつつ，コントロールされた状態（症状を認めない，夜間症状を認めない）を維持できる投薬量を決め投与しています．

- 最近は ICS と長時間作用性 $\beta_2$ 刺激薬（LABA）との配合剤の認知度も高まり，喘息と診断したら ICS 単剤ではなく ICS + LABA 配合剤を最初から使うケースも多くなってきました．

## 喘息治療のステップダウン

- 『喘息予防・管理ガイドライン 2015』[1]では，現在の治療にてコントロールされた状態が 3〜6 ヵ月以上維持されていれば，治療のステップダウンを考慮すると記載されています．実際，3 ヵ月以上も落ち着いた状態が続いていれば，患者さんから「薬を減らしたい」と言われることも多々あると思われます．
- しかし，実際に診療している立場からすると，冒頭にも述べたように投薬量の増量つまりステップアップは容易ではありますが，ステップダウンは非常に難しいと言わざるを得ません．
- 「状態が安定しているのに，ステップダウンすることによりかえって症状が増悪してしまうのではないだろうか？」と考えてしまうことが，減量に対して消極的になってしまう一因となります．さらに，3〜6 ヵ月以上という期間設定も非常に曖昧であり，季節の変わり目やインフルエンザなどの感染症の流行シーズンに重なると，あえてステップダウンというリスクをとることはないと考えるのももっともです．

## ステップダウンは具体的にどうするか？

- 『喘息予防・管理ガイドライン 2015』[1]では具体的なステップダウンの方法については言及されていませんが，Global Initiative for Asthma（GINA）のガイドライン[2]にはその方法が記載されています．そこでは，3〜6 ヵ月以上コントロール良好な場合，ICS を 25〜50％減量しても良いと述べられています．GINA に記載されている具体的手法を表 1[2]に記載しました．
- p.57「9 気管支喘息の吸入薬はいったいどう使い分ければ？」表 1

### 表1　ステップダウンの方法（GINAより）

| 喘息治療におけるステップダウンの原則 |
|---|
| ・3ヵ月以上喘息症状がコントロールされ，呼吸機能が安定していればステップダウンを考慮する．ただし，発作リスクのある患者，固定された気流制限のある患者では厳重な観察なしにステップダウンはできない<br>・ステップダウンは適切なタイミングで行う（気道感染がない，旅行中ではない，妊娠していないなど）<br>・3ヵ月の間隔でICSを25〜50%減量する |
| **現在の治療に基づくステップダウンの具体的方法** |
| 1) 高用量ICS/LABA＋経口ステロイド薬<br>　・高用量ICS/LABAを継続し，経口ステロイド薬を減量<br>　・経口ステロイド薬を隔日投与<br>　・経口ステロイド薬を高用量ICSに変更<br>2) 中用量ICS/LABA<br>　・ICS/LABA継続，ただしICSを50%減量（LABAの中止は喘息発作を起こしうる）<br>3) 中用量シムビコート®<br>　・低用量シムビコート®に減量し，SMART療法は継続<br>4) 低用量ICS/LABA<br>　・ICS/LABAを1日1回に減量（LABAの中止は喘息発作を起こしうる）<br>5) 低用量シムビコート®<br>　・シムビコート®を1日1回に減量し，SMART療法は継続<br>6) 中用量〜高用量ICS<br>　・ICSを50%減量<br>7) 低用量ICS<br>　・ICSを1日1回に減量 |

〔2017 GINA Report, Global Strategy for Asthma Management and Prevention.（http://ginasthma.org/gina-teaching-slide-set/）より引用〕〔参照 2017-10-16〕

で示されているように，多くの患者さんにはICS/LABA＋他の薬剤〔テオフィリン，ロイコトリエン受容体拮抗薬（LTRA）など〕を投与していますが，他の薬剤の減量法に関しては定まっておらず，実際の臨床現場での経験に基づくことが多いと思われます．多くの先生方は，ICS/LABAを同量投与のまま，テオフィリンやLTRAなどを減量もしくは中止とするケースが多いでしょう．

- また最近では抗体製剤（抗IgE抗体，抗IL-5抗体）を重症喘息に使用する例も増えてきていますが，いつ止めるのか明確なエビデンスはありません．

## この臨床試験がブレークスルー

- 中用量以上の ICS/LABA を使用している患者さんのステップダウンを考慮する際には，表1[2]でも記載したように，LABA をいきなり中止するとかえって喘息発作を誘発する可能性があるとの報告があります[3]．
- ICS の減量について，GINA のガイドライン[2]では50％減量すると言及されていますが，高用量 ICS を吸入している喘息患者に対し，50％減量群と減量を行わなかった群で比較したところ喘息発作の頻度に差はなかったとの報告があります[4]．
- 最近，軽症気管支喘息患者に対する低用量 ICS の使用が症状増悪リスクを減らし，肺機能低下の予防効果もあることが示されました[5]．このことは闇雲なステップダウン，つまり ICS そのものを完全に中止するという目標を立てることは，デメリットのほうが大きいことを示唆していると思われます．

## 個人的な経験から言えば

- 現在市販されている ICS/LABA のステップダウンについては，次のように考えると実行しやすいと考えます．

> ①シムビコート®：シムビコート®の吸入回数を減らす⇒パルミコート®に切り替える⇒パルミコート®の吸入回数を減らす．
> ②アドエア®：アドエア®500μg ⇒ 250μg ⇒ 100μg と減らしていき，その後フルタイド®に切り替える．
> ③レルベア®：レルベア®200μg ⇒ 100μg と減らしていき，その後アニュイティ®に切り替える．
> ④フルティフォーム®：フルティフォーム®125 エアゾールの吸入回数を減らす⇒フルティフォーム®50 エアゾールとし，さらに吸入回数を減らす⇒オルベスコ®やキュバール®に切り替え，吸入回数を減らしていく．

**Take Home Message**

- 患者さんへの説明に際し，将来的に薬剤の減量が可能であることを示すのはモチベーションを維持するためには必要ですが，抗炎症が治療の主体である以上，完全に中止することはリスクを伴う点を理解してもらいます．
- 気管支サーモプラスティや抗体療法などの新しい治療法がどんどん現れ，情報もあふれています．患者さんのなかには新しい治療を受ければ喘息が治ると勘違いされる方もいますので，治療の基本はICSであり，継続が大切であることを常に説明していくことが必要です．
- 冒頭でも述べましたが，薬は増やすより減らすほうが難しいです，ただし，状態が落ち着いているのであれば減量も検討しましょう（悪化したらまた元に戻せば良いのです）．

## 文献

1) 日本アレルギー学会喘息ガイドライン専門部会（監）：喘息予防・管理ガイドライン 2015，協和企画，東京，2015
2) 2017 GINA Report, Global Strategy for Asthma Management and Prevention. (http://ginasthma.org/gina-teaching-slide-set/)［参照 2017-10-16］
3) Brozek JL, et al. : Long-acting $\beta_2$-agonist step-off in patients with controlled asthma. Arch Intern Med **172** : 1365-1375, 2012
4) Hawkins G, et al. : Stepping down inhaled corticosteroids in asthma : randomised controlled trial. BMJ **326** : 1115, 2003
5) Raddel HK, et al. : Should recommendations about starting inhaled corticosteroid treatment for mild asthma be based on symptom frequency : a post-hoc efficacy analysis of the START study. Lancet **389** : 157-166, 2017

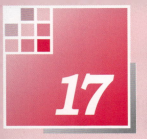

# 17 COPD患者さんの生活指導のコツは？：身体活動性の向上・維持を目指す

## 結論から先に

- 慢性閉塞性肺疾患（COPD）患者さんには，長時間作用性抗コリン薬（LAMA）/長時間作用性$\beta_2$刺激薬（LABA）の吸入に加えて，身体活動性の向上・維持を目指した生活指導・患者教育/支援を行います．
- 喫煙者には禁煙指導・支援を行い，非喫煙者には受動喫煙対策も行います．
- 在宅酸素療法（home oxygen therapy：HOT）患者さんには，酸素を使いながら体を動かし快活な生活を目指すようにモチベーションを向上させます．

## COPD治療・管理の目標は何ですか？

- 症状とQOLの改善，運動耐用能と身体活動性の向上・維持，増悪の予防，疾患の進行抑制，全身併存症および肺合併症の予防と治療，生命予後の改善を目標とします[1]．
- 禁煙，インフルエンザワクチンと肺炎球菌ワクチン，LAMA/LABA配合剤やLABA/吸入ステロイド薬（ICS）配合剤の吸入およびHOTは，COPD患者さんの生命予後を改善させます．

## 生活指導をするのですか？

- 生活指導・患者教育/支援の目的は，患者さん自身がCOPDに対する理解を深め，安定期，増悪期におけるセルフマネジメント能力を

獲得し，医療者と共同でCOPDに取り組む姿勢を向上させることです．
- 生活指導・患者教育/支援では，行動科学や行動心理学の学習指導原理に基づいて，患者さんと一緒にアクションプラン（行動計画）を作成します．
- プライマリケア医（かかりつけ医）は患者さんにとってもっとも身近な存在であり，身体状況だけでなく，日常生活，運動や食事の習慣，併存症などを総合的に判断して，ライフスタイルに沿ったきめ細かな指導・教育ができます[2]．
- 身体活動性（p.114 コラム参照）の向上・維持を目指した日常生活の工夫を行います[3]．『きょういく（今日，行くところがある）』と『きょうよう（今日，用事がある）』を患者さん本人，家族とともにつくりだし，モチベーションを向上させて，診断早期から家の中に閉じこもらないようにする工夫が大切です．
- 摂食嚥下機能低下がある/疑われる場合には，嚥下体操（嚥下準備体操）[4]を積極的に取り入れると，誤嚥性肺炎やCOPD増悪の予防に役立ちます．
- 吸入薬の治療効果が不十分な場合には，吸入器の操作法を含めた患者さんの吸入スキルと認識を評価します．来院ごとに吸入器を正しく使用しているかどうか確認し，再評価する吸入指導/支援も重要です．

## なぜ禁煙指導/支援をするのですか？

- 禁煙はCOPDの進行を抑制し，生命予後を改善するもっとも効果的かつ経済的で，重要な治療法です．
- 禁煙はCOPDの発症予防としても重要です．
- 受動喫煙は，非喫煙者の肺癌だけでなく，非喫煙者のCOPD発症を2倍にします[5]．
- 医師が短い禁煙アドバイスをするだけでも，禁煙率が上昇します．
- タバコは決して嗜好品ではなく，喫煙習慣の本質は「ニコチン依存

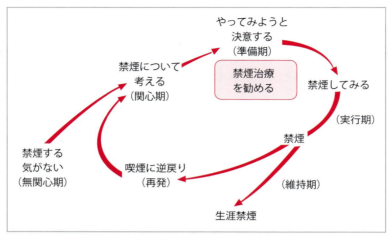

**図1　禁煙のプロセス**
〔日本呼吸器学会 COPD ガイドライン第4版作成委員会（編）：COPD（慢性閉塞性肺疾患）診断と治療のためのガイドライン第4版，メディカルレビュー社，東京，p61，2013 より許諾を得て改変し転載〕

症」という病気です．
- 一定の条件を満たしていれば，保険診療として禁煙治療を行います．禁煙治療は，禁煙補助薬を投与するだけではなく，行動変容や動機づけを促す行動療法とともに行います．
- 禁煙しても，やがて喫煙を再開することが多いので，生涯禁煙を達成するまで医療者も患者さんも決して諦めないようにします（図1）[1]．

## HOT 患者さんも身体活動性の向上を目指すのですか？

- HOT 導入時に，なぜ酸素療法が必要であり，どのような効果が期待できるのかを明確に説明し，患者さんの納得を得られるとアドヒアランスが高くなります[6]．
- 患者さんと家族に対して，酸素機器の安全な利用方法，機器の保守管理，災害・緊急時の対応，増悪の予防と対応，医療費などについての説明や指導を行います．
- （高度）慢性呼吸不全がある COPD 患者さんに対する HOT は，生

命予後を改善します.
- COPD の呼吸困難の要因である動的過膨張を改善する LAMA/LABA の吸入を行うこと，そして，酸素を吸いながら体操や散歩など身体を動かす時間を毎日少しずつ作ること，家に閉じこもる必要はないこと，希望すれば旅行も可能であることなど，HOT は患者さんの生活を支え，身体活動性を向上させるための治療であることを説明します.
- 準呼吸不全にあるような低酸素血症がそんなにひどくない COPD 患者さんでは，生存期間を延長させる効果は証明されませんでした[7].しかし，HOT により呼吸困難などの自覚症状が改善できると，外出や歩行などの頻度が増え，身体活動性と QOL の向上が期待できます.

### プライマリケア医（かかりつけ医）ができる治療管理とは？

- 世界各国の COPD の有病率は 10％前後，日本は 8.6％で，高血圧や糖尿病などと同様に common な疾病であり，非専門医，専門医を問わずプライマリケア医（かかりつけ医）が日常の治療と管理を行います[1].
- プライマリケア医（かかりつけ医）は，COPD のスクリーニング（質問票など），安定期の治療，急性増悪の予防，合併症の管理や在宅ケアマネージメントができます[2].
- 下記のような病態では地域の医療資源に応じて，専門医との医療連携を行います.

①自院でスパイロメトリーができないなどで，専門医の初期診断と治療方針が必要な場合.
② COPD 増悪時（息切れの増加，咳や痰の増加，胸部不快感・違和感の出現あるいは増強などを認める）で $PaO_2 < 60$ Torr（$SpO_2 < 90％$）の場合.
③治療不応時，疾患進行時など，治療内容を変更する必要がある場合.

- 下記のような病態では入院管理を検討します．

> ①低酸素血症の悪化や急性の呼吸性アシドーシス．
> ②呼吸困難の増加，膿性痰，痰量の増加などの症状の著明な悪化．
> ③重篤な併存症（左・右心不全，肺塞栓症，肺炎，気胸，胸水，治療を要する不整脈など）の存在．
> ④繰り返す増悪．

- また，高齢者や不十分な在宅サポートの場合にも入院管理が必要になることがあります．
- 在宅医療では，患者さんの意思や希望を尊重しながら，できるだけ入院生活の必要性を減らし，自宅の療養環境を整備して日常生活の自立を支援し，患者さんと家族のQOL向上を目指した診療が可能です．
- 地域包括ケアシステム（医療・介護・予防・住まい・生活支援が包括的に確保される体制）を利用し，患者さんを中心にした診療連携を組織します．
- 患者さんや家族の負担を減らすためにも，要件を満たす場合には，身体障害者福祉法（身体障害者手帳：呼吸機能障害）や介護保険などの社会資源も活用します．

## 災害/停電対応はどうすれば良いですか？

- 地震などの災害時や停電時に備え，平常時より起こりうる状況を想定した対策を準備します．
- 口すぼめ呼吸などの呼吸トレーニングは，不安や呼吸困難感を緩和するために有効です．
- 災害時の行動の重要項目に関して，災害時アクションプランを明らかにします．医療機器業者のパンフレットなども有用です．

## 最期まで患者さんが自分らしく生きるためにはどうすれば良いですか？

- COPDの生命予後が改善できるようになっても，慢性の経過をたどりながら，増悪や合併症をきっかけに致命的な状態へ陥るので，個人の最期をあらかじめ推定することは困難です．
- COPD増悪での入院の際には，患者さんの心積りなどをもとに終末期医療のあり方を確認します．病態悪化時の気管挿管や人工呼吸器による管理，蘇生行為などについても相談します．最期の瞬間まで個人の生き方を尊重できるように，患者さん側と医療者側の良好なコミュニケーションを保ち，チームで連携して支援します．
- 可能であれば，患者さん本人が元気なうちから人生の最終段階，特に終末期の医療を含めて，最期まで本人らしく生きるための心積り[8]についても少しずつ話をしておきます．

### Take Home Message

- COPDの治療・管理では，禁煙，ワクチン接種，LAMA/LABAの吸入およびHOTに加えて，患者さんのライフスタイルに沿ったきめ細かな生活指導を行い，身体活動性の向上・維持を目指します．
- COPDの診断早期から，歩数計を活用し，『きょういく（今日，行くところがある）』と『きょうよう（今日，用事がある）』とで，家に閉じこもらせないようにします．

## コラム 身体活動性（physical activity）

- COPDにおける身体活動性は近年注目されている指標で，その向上・維持は重要です．身体活動性はCOPDの早期から低下しており，生命予後のみならず，増悪，健康関連QOL，呼吸困難，運動能力など多岐に影響を及ぼします．
- 身体活動性は運動耐用能と似た指標ですが，運動耐用能は最大運動能力を表し，身体活動性は日常での実際の活動状態を示す指標です．
- 身体活動性の低下原因は，COPDによる全身性炎症です．
- 身体活動性のモニターとしては，歩数計がもっとも有効で簡便です．LAMA/LABAの吸入に加えて，呼吸リハビリテーションとモチベーション向上を組み合わせて，身体活動性を向上させ，生命予後の改善を目指します（図2）[9]．

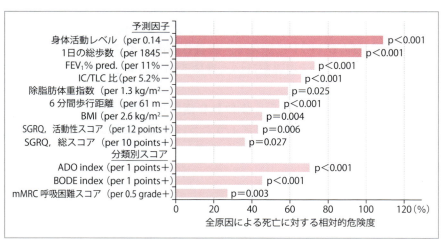

**図2 COPDの全原因による死亡の相対的危険度**
SGRQ：St. George's Respiratory Questionnaire,
ADO：age, dyspnea, obstruction,
BODE：BMI, dyspnea, obstruction, exercise capacity

(Waschki B, et al.：Physical activity is the strongest predictor of all-cause mortality in patients with COPD：a prospective cohort study. Chest 140：331-342, 2011 より引用)

### ■ 文 献

1) 日本呼吸器学会 COPD ガイドライン第4版作成委員会（編）：COPD（慢性閉塞性肺疾患）診断と治療のためのガイドライン第4版，メディカルレビュー社，東京，2013
2) 永井厚志：プライマリケア医における COPD 診断．日内会誌 **104**：1067-1073, 2015
3) 南方良章：身体活動性の重要性とその向上法．日内会誌 **105**：963-969, 2016
4) エルドメッドエーザイ株式会社：摂食嚥下障害の訓練法．
（http://www.emec.co.jp/swallow/12.html）［参照 2017-10-16］
5) Hagstad S, et al.：Passive smoking exposure is associated with increased risk of COPD in never smokers. Chest **145**：1298-1304, 2014
6) 茂木 孝，木田厚瑞：在宅酸素療法の導入のコツ．Modern Physician **33**：1421-1425, 2013
7) Long-Term Oxygen Treatment Trial Research Group：A Randomized Trial of Long-Term Oxygen for COPD with Moderate Desaturation. N Engl J Med **375**：1617-1627, 2016
8) 東京大学大学院人文社会系研究科 死生学・応用倫理センター上廣講座 臨床倫理プロジェクト RISTEX 研究開発プロジェクト《高齢者ケアにおける意思決定を支える文化の創成》（プロジェクトリーダー清水哲郎）：上手に老い，最期まで自分らしく生きるための心積りノート．
（http://www.l.u-tokyo.ac.jp/dls/cleth/pa/planningahead.html）［参照 2017-10-16］
9) Waschki B, et al.：Physical activity is the strongest predictor of all-cause mortality in patients with COPD：a prospective cohort study. Chest **140**：331-342, 2011

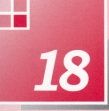

# 18 特発性間質性肺炎（IIPs）に効く薬ができたそうですね

## 結論から先に

- 特発性肺線維症（idiopathic pulmonary fibrosis：IPF）に対する抗線維化薬として，ピルフェニドン，ニンテダニブの2剤が使用可能となりました．この2剤の最大の効果は呼吸機能（肺活量）の低下抑制で，国際ガイドラインでは，「IPFにおける使用を条件付きで推奨」と評価されています（表1）[1, 2]．これまでのステロイド薬と免疫抑制薬による併用療法は否定されています．

- IPF症例には抗線維化薬の処方を検討しますが，より早期からの開始が良いのかは議論があるところです．高額ですし，それなりの有害反応もあります．有効性（肺活量の低下抑制）と有害反応（消化器症状，体重減少など）を患者さんによく説明しながら，年齢や重症度も考慮して治療導入を決定します．

- 個人的には，IPFと診断した患者さんには難病医療費助成制度に申請してもらいます．重症度Ⅲ（$PaO_2$ 60 Torr ≦ 70 Torr＞，または＜ 80 Torr で6分間歩行試験で $SpO_2$ ＜ 90％）以上では，ピルフェニドン，ニンテダニブのいずれかの抗線維化薬を導入とします．軽症例では経過をみながら呼吸機能（努力性肺活量FVCや肺拡散能DLco）が低下しすぎる前（3〜6ヵ月の経過でFVCやDLcoが5〜10％低下を認めたら）に抗線維化薬を勧めています．

### 表1 IPF治療ガイドライン2015年（2011年との比較）

| 治療薬 | 2015年ガイドライン | 2011年ガイドライン |
| --- | --- | --- |
| 抗凝固療法（ワルファリン） | 使用しないことを強く推奨 | 使用しないことを条件付きで推奨 |
| プレドニゾロン＋アザチオプリン＋N-アセチルシステイン併用療法 | 使用しないことを強く推奨 | 使用しないことを条件付きで推奨 |
| 選択的エンドセリン受容体拮抗薬（アンブリセンタン） | 使用しないことを強く推奨 | 記載なし |
| イマチニブ，単標的チロシンキナーゼ阻害薬 | 使用しないことを強く推奨 | 記載なし |
| ニンテダニブ，複数標的チロシンキナーゼ阻害薬 | 使用を条件付きで推奨 | 記載なし |
| ピルフェニドン | 使用を条件付きで推奨 | 使用しないことを条件付きで推奨 |
| デュアルエンドセリン受容体拮抗薬（マシテンタン，ボセンタン） | 使用しないことを条件付きで推奨 | 使用しないことを強く推奨 |
| ホスホジエステラーゼ5拮抗薬（シルデナフィル） | 使用しないことを条件付きで推奨 | 記載なし |
| 胃酸分泌抑制薬 | 使用を条件付きで推奨 | 使用を弱く推奨 |
| N-アセチルシステイン単独療法 | 使用しないことを条件付きで推奨 | 使用しないことを条件付きで推奨 |

（Raghu G, et al. : An Official ATS/ERS/JRS/ALAT Clinical Practice Guideline : Treatment of Idiopathic Pulmonary Fibrosis. An Update of the 2011 Clinical Practice Guideline. Am J Respir Crit Care Med **192** : e3-19, 2015, Raghu G, et al. : An official ATS/ERS/JRS/ALAT statement : idiopathic pulmonary fibrosis : evidence-based guidelines for diagnosis and management. Am J Respir Crit Care Med **183** : 788-824, 2011 より引用）

## 具体的にどうするか？

- 間質性肺炎といってもさまざまな疾患が含まれますので，まずは間質性肺炎像を診たときに「IPFを診断する」ことが重要です．特発性間質性肺炎（idiopathic interstitial pneumonias：IIPs）のなかで特発性器質化肺炎（cryptogenic organizing pneumonia：COP）ではステロイド薬，また非特異性間質性肺炎（nonspecific interstitial pneumonia：NSIP）や膠原病肺ではステロイド薬および免疫抑制薬の併用が考慮されます．臨床症状や理学的所見，胸部HRCT，病理組織所見などからIPFと診断した場合には，呼吸機能低下を抑制する抗線維化薬の処方を検討します．

- 2015年から開始された新たな難病医療費助成制度では，IPFの重症度I，IIの軽症例も対象となりました（従来はIII度以上の重症例のみでした）．とは言っても「月ごとの医療費総額が33,300円を超える月が年間3ヵ月以上ある患者については支給認定を行う」とありますので，抗線維化薬を処方して最初の3ヵ月は負担が大きい旨は理解していただく必要があります．抗線維化薬は長期間の処方が必要となりますので，IPFと診断した場合には経済的な負担を考えて難病申請してもらうのが望ましいでしょう．

## 専門医にコンサルトするタイミング

- 抗線維化薬の適応はIPFですので，胸部CT（HRCT）で蜂巣肺様陰影を認めたら，自覚症状や呼吸機能障害の有無にかかわらず一度呼吸器内科専門医へコンサルトしてください．膠原病肺や石綿肺，気腫合併型肺線維症（combined pulmonary fibrosis and emphysema：CPFE）などでも蜂巣肺様陰影を認めますので，それ以降の精査は専門医へ任せるべきと判断します．呼吸機能検査（可能であればDLcoまで）も施行しておくと，努力肺活量（FVC）やDLcoの継時的変化を後ろ向きに検討するときにとても参考になります．

## ピルフェニドンの使い方

- ピルフェニドンは，世界に先駆けて2008年に日本で承認された抗線維化薬です．動物実験では肺線維症のほか，肝硬変や慢性腎不全モデルにおいても線維化抑制作用が認められており，線維化病態に中心的なTGF-$\beta$の産生抑制がおもな作用機序とされています．そのほかにも炎症性サイトカインや活性酸素の産生抑制など抗炎症・

抗酸化作用も報告されており，ピルフェニドンが複合的に線維化を抑制していると考えられますが，一方で明確な分子標的もはっきりしていません．
- ピルフェニドン治療開始にあたっては，光線過敏症や消化器症状（嘔気・食欲低下）などの有害反応を患者さんに十分に説明します．紫外線の強い時期や時間帯に外出する際には，帽子や日傘，日焼け止めクリームを使用するよう指導します．また，嘔気や食欲低下が強い場合にはいったん休薬するようお話しておきます．個人的な経験では，低量（600 mg/日）での有害反応は多くありませんが，増量して 1,200 mg/日位になるとさまざまな消化器症状が出始めます．特に消化器症状により体重減少が著しい場合には，呼吸筋や呼吸補助筋の萎縮も伴い呼吸困難は増悪するという悪循環に陥りますので，いったん休薬を検討します．
- ピルフェニドンは 600 mg/日（分 3）で開始し，患者さんの有害反応に注意しながら 2 週間ごとに 600 mg/日 → 1,200 mg/日 → 1,800 mg/日と増量していくのが理想ですが，実際には前述の有害反応もあり，特に高齢者や進行症例では慎重に増量していくべきで，1,200 mg/日で維持量とする場合もあります．胃腸障害への有効な対処法は確立しておらず，患者さんの症状に合わせて胃粘膜保護薬（レバミピド），消化管運動促進薬（モサプリドクエン酸，スルピリド），制酸薬（ヒスタミン $H_2$ 受容体拮抗薬，プロトンポンプ阻害薬）などを処方します．

## ニンテダニブの使い方

- ニンテダニブは，血小板由来成長因子受容体（PDGFR）$\alpha$，$\beta$ および線維芽細胞増殖因子受容体（FGFR）1，2，3 および血管内皮細胞増殖因子受容体（VEGFR）1，2，3 の各受容体においてチロシンキナーゼを阻害しますが，特に PDGFR 阻害活性が強いことが知られています．これらの増殖因子を阻害することで線維芽細胞の増殖・遊走抑制，筋線維芽細胞への形質変換抑制，コラーゲンなど細

胞外基質の産生抑制が期待されます．ピルフェニドンと比較すると分子標的は明確ですが，VEGF，FGFについては肺線維化における作用が十分に解明されておらず，今後の検討が必要です．

- ニンテダニブは300 mg/日（分2）で開始しますが，下痢をはじめとする消化器症状，肝機能障害，体重減少などの有害反応に注意が必要です．3桁を超える肝酵素（AST/ALT）の上昇や整腸薬・止瀉薬によっても改善しない下痢では，減量（200 mg/日，分2）もしくはいったん休薬とします．経験的には肝酵素の上昇については一過性のことが多く，また下痢についても整腸薬を併用することで重篤に至るケースは多くありません．体重減少については前述のように呼吸困難を増悪させ，患者さんのADL低下につながりますので著しい場合にはいったん休薬としています．

## 抗線維化薬導入後のフォローアップ

- ピルフェニドン，ニンテダニブの投与開始直後は2週間ごとの外来フォローアップが必要です（重症例，高齢者，他の重篤な合併症を有する場合は入院での導入が望ましいと判断します）．呼吸器症状の進行や有害反応の確認が重要ですが，ピルフェニドンであれば用量増加が可能か検討します．内服が軌道にのってきたら，3ヵ月ごとに呼吸機能，HRCT，血清マーカー，心臓超音波検査，できれば6分間歩行試験などを行い，その効果を確認します．
- 抗線維化薬を使用しながらも自覚症状の進行，画像所見や呼吸機能，血清マーカーの悪化を認める場合があります．その際のほかの抗線維化薬への変更や2剤併用については，まだ十分な症例の蓄積がありません．ピルフェニドンとニンテダニブ併用によるニンテダニブの血中濃度の低下が指摘されており，この2薬剤の相互作用についても今後の検討課題といえます．
- IPFのもっとも重篤な病態である急性増悪については，抗線維化薬がすでに投与されているのであれば可能な限り継続すべきですが，急性増悪時に新たに投与すべきではないと判断されます（急性増悪

に有効であった症例報告はありますが，まだコンセンサスはありません）．

### 🔖 Take Home Message

- 間質性陰影，特に蜂巣肺を認めたら，「IPFを診断する」ことが重要です．
- IPFと診断したら，経済的な負担も考慮し，難病医療費助成制度に申請をしたうえで抗線維化薬の導入を検討します．
- いつから開始するかについては議論がありますが，呼吸機能の低下が認められれば早期に抗線維化薬を導入することをお勧めします．

### ■ 文 献

1) Raghu G, et al. : An Official ATS/ERS/JRS/ALAT Clinical Practice Guideline : Treatment of Idiopathic Pulmonary Fibrosis. An Update of the 2011 Clinical Practice Guideline. Am J Respir Crit Care Med **192** : e3-19, 2015
2) Raghu G, et al. : An official ATS/ERS/JRS/ALAT statement : idiopathic pulmonary fibrosis : evidence-based guidelines for diagnosis and management. Am J Respir Crit Care Med **183** : 788-824, 2011

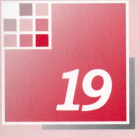

# 19 続発性気胸を繰り返す患者さんの治療法は？

## 結論から先に

- 続発性気胸への対処法における近年の大きな変化は，内科的治療ではEndobronchial Watanabe Spigot（EWS）が臨床に導入されるようになったことであり，外科的治療では非挿管下の内視鏡手術が導入されたことです．
- 従前の常識では治しようがないと諦めてしまっていた症例でも，これらの治療法を多科で連携しながら集学的に施行することにより，患者さんを退院へと導くことが可能になります．

## 続発性気胸の原疾患

- 臨床の場で遭遇する続発性気胸の原疾患には，肺気腫，肺線維症，異所性子宮内膜症（月経随伴性気胸），肺リンパ脈管筋腫症（lymphangioleiomyomatosis：LAM），Birt-Hogg-Dubé（BHD）症候群などがありますが，LAMやBHD症候群は専門病院で対応されることがほとんどであり，一般病院で繰り返し対処する機会は多くありません．
- 本稿では，日常臨床でしばしば対応を必要とされる肺気腫や肺線維症に伴う難治性気胸に関して述べます．

## 高度肺気腫・肺線維症に伴う難治性気胸

- これらの症例の多くは，高齢・他臓器障害合併などハイリスクな症例です．治療方法としては，まず内科・外科にかかわらず一般的に

胸腔持続ドレナージが施行されます．ドレナージだけで肺の再膨張が得られ，エアーリークが停止した場合にはクランプテスト後にドレーンを抜去することになりますが，気胸を繰り返し再発のリスクが高い症例には，この時点での胸膜癒着術も考慮されます．
- ドレナージ開始後7〜10日が経過しても改善傾向がみられない場合には，ドレナージ以外の何らかの対処が必要となり，ここから内科的治療法・外科的治療法に分かれます．

## 内科的治療

### 1 胸膜癒着術

- ドレーンから各種薬剤を胸腔内に注入し，人工的に胸膜炎を生じさせ，本来は癒着しない臓側・壁側胸膜を癒着させます．エアーリークを生じた部分はそのまま放置されることになりますが，気胸の発症は予防可能となります．癒着惹起剤としてはミノマイシン・50％ブドウ糖液・ピシバニール（OK-432）・自己血・フィブリン糊などが用いられますが，自己血とフィブリン糊による癒着術は癒着というよりフィブリンによる肺瘻閉鎖の意味合いが強いかもしれません．また，悪性腫瘍に伴う気胸ではユニタルク®の使用も可能です．
- 癒着術の利点は手技が容易であり全身状態が不良な患者さんにも適応できることですが，成功率は決して高いとはいえません（短期再発率は20〜30％）．気胸を繰り返している間に患者さんの全身状態が悪化し，胸腔内に不規則な癒着が生じ，必要な外科的治療が困難になる場合もあります．長期の経過では拘束性障害が強く現れる懸念もあります．

### 2 気管支充填術

- 責任気管支を閉塞させることにより，エアーリークを止める方法です．充填材料としては従前からフィブリン糊やゼラチン糊・オキシ

セル綿・吸収性シートなどが用いられ，有効であった症例も報告されていますが，早期に咳で喀出されることが多く，また吸収後に再燃することも多いため標準的な治療にはなりえませんでした．しかしEWSが臨床に導入されるようになって，成功率が向上しました．

- EWSは，岡山赤十字病院呼吸器内科の故 渡辺洋一先生が開発されたシリコン製の気管支充填材です．上下に気管支鏡用鉗子で把持可能な平板状の突起を設け，また胴体部分には6個の半球状の突起が配置され充填後の安定性を向上させています．サイズはS/M/Lの3種類ですが，サイズMを責任亜区域気管支に充填することが肝要とされています（図1）．

- まず，バルーン閉塞試験により責任気管支を同定します．約半数の症例でバルーン試験だけでは責任気管支の同定が困難ですので，胸部単純X線検査・CT検査や体位変換によるエアーリークの変化などにより，責任気管支を推測します．胸腔ドレーンから注入したインジゴカルミンなどの色素が，どの気管支から逆流するかを確認するのも有用な方法です．EWS自体は気管支鏡下で責任気管支に挿

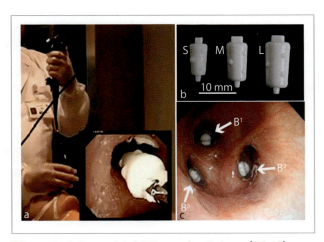

図1　Endobronchial Watanabe Spigot（EWS）
a：気管支モデルを用いた練習風景．鉗子で平板状の突起部を把持して挿入する，b：サイズはS/M/Lの3種類．c：右上葉区域気管支充填後の所見．
（EWSカタログより許諾を得て転載）

- 入し充填します（詳細は文献1)を参照).
- EWSの開発施設である岡山赤十字病院から報告されている成績を列記すると，EWS充填術が施行された続発性難治性気胸65例（肺気腫が35例）で，充填術の平均実施回数は1.8回，使用EWS数は4.6個であり，充填後3日目におけるエアーリークの状態は消失31.7％，減少44.4％，不変23.8％でした．最終的に71.4％の症例でドレナージチューブが抜去可能となっています．しかし，同時に閉塞性肺炎・下気道感染・末梢無気肺も各1例ずつ報告されています[2]．EWSも咳で喀出されるなど長期にわたる塞栓効果が得られないこともありますが，一時的にでも肺の再膨張が得られれば，その間に癒着術を施行することも可能になります．一つの方法に拘ることなく，集学的に治療する姿勢が必要です．

## 外科的治療

- 外科的治療の利点は何といってもその成功率の高さであり，入院期間を短縮させる効果です．しかし同時に合併症などリスクも高く，安易に適応することは危険です．アプローチ法から見ると，標準開胸手術と胸腔鏡手術，施行する手技としては囊胞切除術・肺瘻閉鎖術・胸膜癒着術などがあります（手技はしばしば併施されます）．気胸の手術というと囊胞切除など気瘻部分を切除する誘惑に駆られますが，囊胞を残して肺瘻のみを閉鎖するという一見消極的な手技を選択するほうが好ましい場合も多くあります．一時的にでも肺の再膨張が得られれば，その間に癒着術を施行することも可能になります．繰り返しになりますが，外科だけ，内科だけで治そうとは考えないことが重要です．
- 手術に先立って胸腔造影（図2，p.127コラム参照）を施行することを是非ともお勧めしたいと思います．術前にリーク部位が判明していれば，手術時間は大幅に短縮可能となります．
- 全身状態が不良あるいは何らかの臓器不全により全身麻酔に耐えられない症例は，これまでは外科的治療不適応と考えられていたので

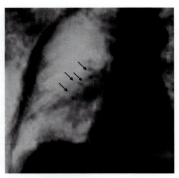

**図2 胸腔造影**
カットフィルムでは不鮮明であるが，透視下では気泡の発生が明瞭に確認できる（矢印）．

すが，このような症例に対しても，通常の開胸手術は困難でも局所麻酔下胸腔鏡手術（p.127 コラム参照）は適応できる症例があります．是非とも一度外科にコンサルトしてください．極端に言うと，胸腔ドレーンが挿入可能な症例は局所麻酔下の胸腔鏡が可能であり，何らかの処置が可能である可能性が高いといえます．

---

### 📬 Take Home Message

- EWS は低侵襲で有効性が高く，癒着術などで治癒しない場合には考慮されるべき治療法です．
- 全身麻酔に耐えられない≠外科的治療不適応．
  通常の開胸手術は困難ですが，局所麻酔下胸腔鏡手術は適応できる症例があります．是非とも一度外科にコンサルトを！
- 癒着術は有用ですが，頻回に繰り返すと外科治療を含むその他の治療が施行困難になることがあります．
- 難治性気胸の治療は集学的に行います．EWS・外科処置で一時的にでも肺の再膨張を得てその間に癒着術を施行するなど，内科・外科の協力で治療を行うことが肝要です．

## コラム　胸腔造影

- 胸腔内に造影剤を注入し，肺表面の囊胞を透視下に確認する方法です．
- 筆者はウログラフイン® 40 mL を生理食塩水 100 mL に溶解したものを使用しています．胸腔ドレーンを通じて肺尖部から注入し，体位変換により肺表面の全域に行き渡るようにします．透視下にブラ，ブレブのサイズや位置の確認を行うとともに，空気漏れの部位も確認できます．ほかに胸腔内に生理食塩水を入れて CT を撮影する方法などもあります．

## コラム　局所麻酔下胸腔鏡手術

- 非挿管自発呼吸下に施行する胸腔鏡手術で，non-intubated thoracoscopic surgery（NITS）ともよばれます．局所麻酔下（可能であれば硬膜外麻酔併用）にも自動縫合器は使用可能であり，呼吸苦の訴えに対しては一時的に吸引ドレナージすることで対応可能です．術野の制限や咳嗽の問題はありますが，かなり有効な処置が施行可能です．
- 野田ら[3]は局所麻酔下（硬膜外麻酔併用）手術症例 15 例と全身麻酔下手術症例 42 例を比較した結果を報告しています．手術室滞在時間がそれぞれ 116.5 ± 35.2 分，209.1 ± 77.1 分で有意差が認められたのはともかく，呼吸器合併症はそれぞれ 0 例，10 例と局所麻酔下症例で有意に少なく，また在院死もそれぞれ 0 例，4 例と局所麻酔下で少なくなっていることは特筆すべきことであるといえます．

### 文　献

1) EWS ハンドブック「EWS®を用いた気管支充填術の実際」
（http://medical.haradacorp.co.jp/contents/down_pdf/ews_handbook.pdf）［参照 2017-10-16］
2) 佐久川亮，ほか：続発性難治性気胸・術後遷延性肺瘻における EWS を用いた気管支充填術の治療成績．日本気胸・囊胞性肺疾患学会雑誌 **13**：205-209, 2014
3) Noda M, et al. : Is there a benefit of awake thoracoscopic surgery in patients with secondary spontaneous pneumothorax? J Thorac Cardiovasc Surg **143**：613-616, 2012

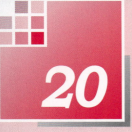

# 20 新しい呼吸機能検査 IOS はどう使えば良いですか？

## 結論から先に

- impulse oscillation system（IOS）は，COPD では早期診断のツールとして，気管支喘息では診断，治療効果判定，治療法の選択などに有用です．
- 呼吸器系の抵抗は，呼吸抵抗（Rrs）と呼吸リアクタンス（Xrs）を分離して測定されます．
- 各周波数の Rrs，Xrs の絶対値よりも，周波数特性は臨床的情報がより多く得られます．
- 共振周波数（Fres）の変化は，おもに呼吸器系の弾性特性の変化を反映します．
- COPD は気管支喘息より呼吸周期依存性が顕著です．

## IOS 測定機器の開発

- 1956 年に DuBois ら[1]により，強制オシレーション法が報告されました．
- 同時に複数の周波数（5〜35 Hz）の振動波を負荷する広域周波オシレーション法を用いた MasterScreen™（通称 IOS）が開発され，経時的な変化を正確に把握することが可能となりました．
- 2009 年，黒澤らによって Rrs の呼吸周期による変動をカラー表示した，MostGraph® が開発されました[2]．
  なお，論文や学会発表などで MostGraph® を IOS と略称することはできません．

## IOSは何を測定しているか？

- 圧力と気流量値を経時的に測定し，各周波数の圧力と気流量の経時変化が求められ，計算式によって各種測定パラメーターが得られます．
- 気道，肺組織と胸壁からなる呼吸器系の抵抗は呼吸インピーダンス（respiratory impedance：Zrs）とよばれ，呼吸筋が換気する際にかかる実効的な抵抗を意味し，Zrsは，RrsとXrsを分離して測定されます．

### 1 呼吸抵抗（respiratory resistance：Rrs）

- Rrsは，気道抵抗（Raw），組織抵抗（Rti）と胸郭抵抗（Rcw）を合計した値です．
- RawはRrsの主成分であるため，RrsはRawの非常に良い指標となり，Rrsは5 Hzでの値（R5）が用いられます．
- R5は一秒量（$FEV_1$）と相関しますが，$FEV_1$は最大努力呼気，R5は安静換気で測定するため，相関係数はあまり高くありません．

### 2 呼吸リアクタンス（respiratory reactance：Xrs）

- 胸郭・肺・空気そのものは，弾性（elastance）や慣性（inertance）などの力学的特性を有しており，換気における抵抗となります．
- Xrsの値には，呼吸器系の弾性と空気の慣性などが相互に影響します．
- Xrsの値は，弾性抵抗の大きさをマイナス側，慣性抵抗の大きさをプラス側にとると，低周波数では弾性抵抗が主体でマイナスに，高周波数では慣性抵抗が主体になってプラスになります．

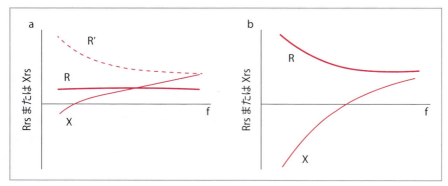

**図1 強制オシレーション法（forced oscillation technique：FOT）による周波数特性**
a：健常例．Rrsに周波数依存性はなく，Xrsは低周波数でマイナス側，高周波数でプラス側となる右肩上がりの曲線となります．
b：COPDの典型例．Rrsが全体的に高く，低周波数でより高くなるため，COPDの初期病変の検出に優れています．Xrsは低周波数でよりマイナス側にシフトするため，Fresが大きくなります．

〔黒澤 一：広域周波オシレーション法（AYUMI呼吸機能検査Update）．医学のあゆみ 244：951-956，2013より許諾を得て転載〕

## 3 共振周波数（resonant frequency：Fres）

- 図1のボールの振動周波数はFresとよばれ，スプリングの弾性は呼吸器系の弾性，ボールの重さは空気の重さ（慣性）に該当し，両者によってFresが決まり，X＝0となる周波数がFresです．
- Fresの変化は，おもに呼吸器系の弾性特性の変化を反映していると考えられています．

## 4 周波数依存性

- 各周波数のRrs，Xrsの絶対値よりも，周波数特性は臨床的情報がより多く得られます．
- Rrsにおいて，5 Hzと20 Hzのポイントで評価して，その差R5－R20が用いられます．
R5－R20は，健常成人では非常に小さい値となりますが，小児では身長が低いほど生理学的な周波数依存性が存在するため高値とな

ります．
- R5-R20を末梢気道抵抗値とみる考え方がありますが，一般にはR5-R20を周波数依存性の指標としてみており，不均等換気を反映すると考えられています．
- Xrsの周波数依存性は，成人でも小児でも生理的状態で存在するため，臨床的意義は乏しいと認識されています．

### 5 呼吸周期依存性

- 吸気と呼気の抵抗変化のことをいいます．COPDは気管支喘息より呼吸周期依存性が顕著で，また喫煙歴は呼吸周期依存性を増大させます．

## IOSとスパイロメトリーの比較

### 1 IOSの長所

- 安静呼吸で測定できます．
- 座位だけでなく臥位でも測定可能です．
- 呼気筋力の影響を受けません．
- 小児でも測定可能です．
- 低肺機能患者さんにおいて，測定による負担が軽減されます．

### 2 IOSの短所

- 努力肺活量（FVC）などの容量を測定することは不可能です．ただし，MasterScreen™にはスパイロメトリーが付属しています．

## IOSの臨床応用と喘息・COPDの特徴的所見

- 喘息・COPD患者さんの経時的病状変化を把握でき，また気管支喘

息の診断，治療効果判定と治療管理などに使用可能です．

### 1 成人喘息患者さんの特徴的所見

- 重症化に伴って Rrs が高値となります．
- R5 – R20 は軽症者では低値に，重症者では高値になります．

### 2 COPD の特徴的所見

- 肺の気腫化が進行すると換気不均等の増悪により，低周波数ほど Rrs が大きくなる周波数依存性が顕性化します．
- 早期から R5 – R20 が高値となることがあり，COPD の早期発見につながる可能性があります．
- Xrs の低下に伴って，Fres が増加します．
- COPD のスクリーニング目的での使用は不適当です．

## MostGraph® の特徴

- MostGraph® は 3D グラフで経時変化を追跡可能であり，グラフの軸は手前方向に向かって周波数，上方に向かって Rrs または Xrs，向かって左から右に向かって時間経過です．

### 1 典型的な症例の Rrs の所見（図2）[3]

- COPD：吸気相で低いが呼気相で Rrs が高くなる呼吸周期依存性および，呼気相での Rrs 増大時に周波数依存性を認めます．
- 気管支喘息：Rrs が全体に高くて呼気相と吸気相であまり差がありません．呼気相と吸気相 Rrs の差が COPD よりも小さく比較的平坦で，周波数依存性をそれほど認めません．

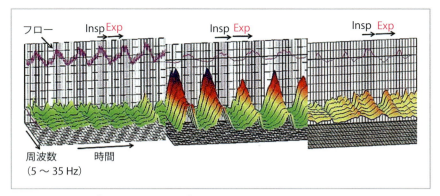

**図2 カラー画像を用いた Rrs 表示**
a：症例1，健常者（47歳）（呼吸周期依存性変化：小），b：症例2，COPD（Stage I，65歳），（呼吸周期依存性変化：大），c：症例3，気管支喘息（59歳），（呼吸周期依存性変化：中，全体の抵抗：高）．

〔黒澤 一：広域周波オシレーション法（AYUMI 呼吸機能検査 Update）．医学のあゆみ **244**：951-956, 2013 より許諾を得て転載〕

## 2 典型的な症例の Xrs 所見（図3）[3)]

### a｜COPD

- Fres などで呼吸周期依存性が顕性化しますが，重症 COPD 患者さんでもほぼ健常者に近い所見を示すことがあります．

### b｜気管支喘息

- 軽症では周波数依存性はみられませんが，重症になるほど Rrs の周波数依存性が強くなり，気管支拡張薬使用後，Rrs の周波数依存性は小さくなります．また，Fres は $FEV_1$ と密接な関係を認めます．
- COPD と喘息の鑑別には，吸気時と呼気時の 5 Hz の Xrs 差（ΔX5）が有用です．

## 内科開業医が導入した場合

- IOS は，気管支喘息患者さんに閉塞性換気障害の程度を容易に説明することができ，それに基づいた治療のステップアップまたはダウ

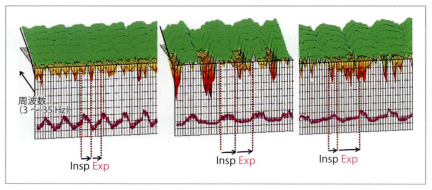

**図3 カラー画像を用いた Xrs 表示**
a：症例1，健常者（47歳），b：症例2，COPD（Stage I，65歳），c：症例3，気管支喘息（59歳）．

〔黒澤 一：広域周波オシレーション法（AYUMI 呼吸機能検査 Update）．医学のあゆみ **244**：951-956, 2013 より許諾を得て転載〕

ンの判断に有用です．

### Take Home Message

◆ IOS の課題と問題点は以下のとおりです．
①専門家の間でも，結果の解釈には議論の余地が存在します．
②気道の解剖学的位置と各周波数の Rrs の関係が不明です．
③日本人における基準値予測式が未確立です．
④スパイロメトリーよりも高価です．
⑤MasterScreen™ と MostGraph® の Xrs 値で差異があります．

### ■ 文献

1) DuBois AB, et al.：Oscillation mechanics of lungs and chest in man. J Appl Physiol **8**：587-594, 1956
2) 黒澤 一：呼吸機能検査 モストグラフの開発と応用．呼吸 **29**：40-47, 2010
3) 黒澤 一：広域周波オシレーション法（AYUMI 呼吸機能検査 Update）．医学のあゆみ **244**：951-956, 2013

# 21 NPPV 患者さんを外来で診るときの注意点

## 結論から先に

- 在宅での NPPV（noninvasive positive pressure ventilation, 非侵襲的陽圧換気療法）治療にもっとも適しているのは，高二酸化炭素（$CO_2$）血症を伴う COPD・拘束性換気障害（結核後遺症や神経筋疾患）などの呼吸不全患者さんです．これらの患者さんでは，高 $CO_2$ 血症を改善させる NPPV 設定を目指すべきです．

## 具体的にどうするか？

### 1 NPPV の原理と使い方

- もっとも汎用されている在宅用の NPPV 機種は，ST モードで IPAP（inspiratory positive airway pressure）と EPAP（expiratory positive airway pressure）を設定し，その圧の格差である PS（pressure support）分の換気を補助してくれます．
- 表 1 の順番で NPPV を設定していきます．高 $CO_2$ 血症を呈する症例では，$PaCO_2$ をベースラインから 20％以上の低下，もしくは 50 mmHg 程度になるように，IPAP を数日から数週間かけて調整します．
- 吸気圧の立ち上がり速度を調整するライズタイム（EPAP から IPAP に切り替わるまでの時間）は標準（もしくは疾患ごとの初期値）で始め，必要なら患者さんの呼吸を確認し調整します．一般に COPD などの閉塞性換気障害では早く，拘束性換気障害ではゆっくりにすることが多いです．

- 吸気・呼気のトリガーを必要に応じて調整します．特に COPD 患者さんでは，呼気のトリガーを調節し，呼気時間を十分とるような設定にします．なお，換気圧に加え換気量を設定するモードが一部の機種で存在し，これらのモードに予後改善効果を示す報告はありませんが[1]，夜間の換気が不十分な症例では有効な可能性があります．

## 2 専門医へのコンサルトのポイント

- NPPV の設定変更が必要と判断した場合には，専門医にコンサルトすることが適切です．
- しかし，NPPV の機種によりモードも異なるため，患者さんが使用中の NPPV 機種とその設定条件を確認したうえで，専門医にコンサルトすることが必要です．
- もしも設定条件が不明の場合には，指示書を出している医療機器メーカーに連絡をとり，指示書を確認すると便利です．

表1　NPPV で設定すべき事項と一般的設定

| | |
|---|---|
| 1 | EPAP を 4 cmH$_2$O に設定<br>（呼気を再呼吸しないため 4 cmH$_2$O 程度の EPAP 圧は必要） |
| 2 | IPAP を 8 cmH$_2$O で開始し徐々に増加させる．初日は 12 〜 20 cmH$_2$O 程度を目標にする |
| 2' | 設定換気量を決める（理想体重の 7 〜 8 mL/kg を目安）．<br>換気量を設定できる機種に限り設定可能 |
| 3 | バックアップ換気回数を決める（12 回/分） |
| 4 | 酸素の投与の有無（投与量）を決める（睡眠時に酸素投与している患者が，NPPV 併用時はリークを考慮し酸素投与量を適宜増量する） |
| 5 | ライズタイムは標準で始め，患者の呼吸のしやすさを聞いて調整する |

## 3 定期通院時に観察すべき項目

### a ｜ NPPVを使用している患者さん

- 基礎疾患による高$CO_2$血症に伴う症状と，右心不全に注意を払う必要があります．$PaCO_2$は病態評価に有用ですが，動脈血液ガスの採取は侵襲性の点で簡便ではありません．
- そこで，定期通院時には$PaCO_2$上昇に伴う身体所見の変化に注意します．軽度$CO_2$上昇で認める所見として，hot hand（手が温かくなる），bounding pulse（反跳脈），縮瞳があり，高度$CO_2$上昇では頭痛，傾眠などの神経症状が出ます[2]．右心不全徴候としては，浮腫・体重増加・食思不振に注目します．

### b ｜ $PaCO_2$の上昇が認められた場合

- 分時換気量が少ないことを意味します．NPPVはアドヒアランスが悪い治療ですので，患者さんがNPPV使用を中断していないか最初に確認します．
- 次に，NPPV使用中にもかかわらず$PaCO_2$が上昇する場合には，器械と呼吸の同調不良・マスクからのリークの増加を考えて表2のような設定変更を行います．
- 原疾患の進行などで経過とともに初期設定が適切でなくなることはしばしば経験されます．機器の作動時間および気道内圧の推移・リーク量などをメーカーに相談し確認すると，機器の作動状態から悪化した原因が判明する可能性がありますので，利用が便利です．

表2　高$CO_2$血症の悪化を認めた場合に確認すべきポイントと解決策

| 確認すべきポイント | 解決策 |
| --- | --- |
| 短いNPPV使用時間 | 快適性の改善（マスクの変更・NPPV設定の見直し） |
| 意図しない過剰リーク | マスクフィッティングの確認・マスクの変更 |
| 呼吸器との同調性の低下 | 吸気トリガー・呼気トリガーの変更を考慮（機種により）吸気スピード（ライズタイム）を調整 |
| 呼気の再呼吸 | EPAP圧が適切かを確認する |

## なぜ考え方が変わったか？

- 高$CO_2$血症を伴うCOPD急性増悪では生命予後の改善，挿管回避，QOL向上などが示されています．同様に高$CO_2$血症を伴う急性呼吸不全である胸郭変形・神経筋疾患などの疾患でも有効性が高く，ガイドラインでも使用が推奨されています[3]．特に増悪を繰り返している高$CO_2$血症を有する症例では，夜間に生じる呼吸不全の悪化を防ぐために，急性期だけでなく慢性期にもNPPVが使用されています．

- 安定期の高$CO_2$血症を有するCOPD患者さんへのNPPV使用について，予後の改善を示す結果は最近まで認められていませんでした[4]．しかしこれらの研究では，IPAP圧が比較的低く，$PaCO_2$の低下も少なかったのです．$CO_2$の低下を目指し，高いIPAP圧を設定した研究では予後の改善を認めました[5]．この結果を踏まえると，$PaCO_2$の低下を目指すNPPVの設定が適切と考えられます．

## この臨床試験がブレークスルー

- 安定期の高$CO_2$血症を有するCOPDの積極的な$CO_2$低下（ベースラインから20％以上の低下，もしくは48.1 mmHg）を目指したNPPV使用（high-intensity NPPV）は，1年後の生命予後をコントロール群の33％と比べ12％まで有意に（$p = 0.0004$）改善させることが報告されました．

- しかし，本研究ではIPAP/EPAPが21.6 ± 4.7/4.8 ± 1.6 cm $H_2O$ときわめて高い気道内圧になっています．ただし，本研究に参加したCOPD患者さんのbody-mass index（BMI）も24〜25 kg/m$^2$と日本人のCOPD患者さんのBMIと大きく異なっています．そのため，このあまりにも高いIPAP圧は，日本人にとっては許容できない可能性や圧損傷を招く恐れもあります[5]．

## 個人的な経験から言えば

- 導入初期には継続的な治療を目指して，高い圧をかけすぎないことが大事です．しかし，高 $CO_2$ 血症を伴う症例では，少なくとも $PaCO_2$ をベースラインから 5 mmHg 以上低下させる設定にするのが望ましいと思われます．
- 多くの患者さんは，NPPV 設定が適切だと呼吸困難感が軽減し，呼吸数が減ります．設定調整が困難な症例では，$SpO_2$ モニターに加え，経皮的な $CO_2$ モニターを用いると夜間の換気量を推定でき，設定変更に有効です．

## こんな患者さんがいました

### 症例 8 　NPPV が継続困難な症例

　78 歳，女性．肺結核後遺症に伴う慢性呼吸不全で 4 年前より在宅酸素療法を施行．労作時の呼吸困難を軽度認めるが，呼吸器症状は安定していました．腰椎の圧迫骨折を合併し，他院の整形外科に緊急入院．整形外科の手術後に軽度の高 $CO_2$ 血症（50 mmHg）を指摘されました．意識障害などの高 $CO_2$ 血症に伴う身体所見は認めず，アシドーシスも存在しませんでしたが，夜間の NPPV が導入されました．しかし自覚症状もなく，設定圧も高すぎたため睡眠が妨げられる悪影響しか起こりませんでした．退院後も NPPV が継続処方されましたが，苦痛のため患者さんは NPPV を自宅では全く使用していませんでした．退院後に再度当院を受診した際に，NPPV 使用を中止としました．
　高 $CO_2$ 血症は NPPV 治療導入の目安ですが，絶対条件ではありません．自覚症状の乏しい場合には，慎重に導入すべきです．

- NPPV 治療の導入の目安に高 $CO_2$ 血症は大事ですが，適切な NPPV 導入方法と NPPV 設定を行わないと治療継続は困難です．

**Take Home Message**

- 高 $CO_2$ 血症を伴う呼吸不全患者さんでは，$PaCO_2$ の低下を目指す NPPV 設定を試みましょう．
- 頭痛や傾眠の出現時には，高 $CO_2$ 血症を疑いましょう．

---

**コラム　NPPV, NIV, BIPAP の違いは？**

- NIV（noninvasive ventilation，非侵襲的換気療法）は NPPV とほぼ同義と考えられますが，NIV には NPPV に加え非挿管の陰圧式人工呼吸療法も含まれます．陰圧式人工呼吸療法は機器が大きく操作も煩雑なうえ，コストも高くなりますので，院内や在宅での治療法には NPPV が選ばれています．
- NPPV によく用いられるモードには CPAP（continuous positive airway pressure，持続気道陽圧）と bilevel PAP（bilevel positive airway pressure，バイレベル気道用圧）の 2 つがあります．CPAP は呼気気道圧を一定に保つ治療法で用いられ，おもに睡眠時無呼吸症候群の際に設定されます．一方，吸気と呼気で周期が切り替わる二相性の陽圧換気モードが bilevel PAP です．なお bilevel PAP には複数の換気設定モードがあり，このうち通常の在宅 NPPV で用いられるのは，自発呼吸に同調した換気補助を行う機能に加え，無呼吸時にはバックアップ換気を行う ST モードです．

### 文　献

1) Windisch W, Storre JH : Target volume settings for home mechanical ventilation : great progress or just a gadget? Thorax **67** : 663-665, 2012
2) Gross NJ, Hamilton JD : Correlation between the physical signs of hypercapnia and the mixed venous PCO2. Br Med J **2** : 1096-1097, 1963
3) 日本呼吸器学会 NPPV ガイドライン作成委員会（編）：NPPV（非侵襲的陽圧換気療法）ガイドライン改訂第 2 版，南江堂，東京，2016
4) Clini E, et al. : The Italian multicentre study on noninvasive ventilation in chronic obstructive pulmonary disease patients. Eur Respir J **20** : 529-538, 2002
5) Köhnlein T, et al. : Non-invasive positive pressure ventilation for the treatment of severe stable chronic obstructive pulmonary disease : a prospective, multicentre, randomised, controlled clinical trial. Lancet Respir Med **2** : 698-705, 2014

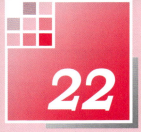

# 22 喘息と鼻炎や副鼻腔炎の合併は，いつ疑ってどうしたら良いでしょう？

## 結論から先に

- 小児，成人の喘息を問わず，アレルギー性鼻炎の典型的な症状であるくしゃみ，水様性鼻漏，鼻閉の 3 主徴が，2 週間以上 1 年を通じてある場合にはダニによる（通年性）アレルギー性鼻炎の合併を，毎年季節限定でみられる場合は花粉によるアレルギー性鼻炎（花粉症，季節性アレルギー性鼻炎）の合併を疑うべきでしょう．
- 成人発症の喘息を加療中で，2 週間以上持続する頑固な（両側性）鼻閉，後鼻漏，嗅覚障害などを訴える場合には難治性の副鼻腔炎の合併を疑うべきでしょう．
- アレルギー性鼻炎や副鼻腔炎の合併を疑ったら，十分な検査が可能な耳鼻咽喉科専門医あるいは施設にご紹介ください．

## もう少し詳細を具体的に補足します

### 1 アレルギー性鼻炎，花粉症について

- わが国のアレルギー性鼻炎の 2 大原因は，ダニ（通年性）とスギ花粉です．
- 毎年 2 月頃から増悪し 3 月にピークを迎え，ゴールデンウィーク頃に鎮静化してくるようであれば，スギ花粉症の合併である可能性が高いです．
- 鼻の 3 主徴に加えて，眼のかゆみ，のどのイガイガ，違和感などの症状も高頻度に強く認められます．
- スギ花粉症は，ヒノキの花粉症とセットになっていることが多く，

スギ・ヒノキ花粉症ともよばれています．スギ・ヒノキ花粉症だと6月まで長引くこともあります．
- スギ・ヒノキ花粉症以外にイネ科花粉症（夏季中心，6～8月），ブタクサ花粉症（秋季中心，9～10月）なども有名です．こうした季節の晴天時の外出が症状の増悪につながることも，花粉症を疑う根拠となります．

## 2 副鼻腔炎について

- 好酸球性副鼻腔炎は難治性の副鼻腔炎であり，難病指定もされています．
- 成人発症の喘息を合併することが多く，非アトピー性（Ⅰ型アレルギー）で，アスピリン喘息例も認められます．
- 独特の粘稠な黄色ムチンが中耳にたまる，好酸球性中耳炎を合併することもあります．

## 具体的にどうするか？―耳鼻咽喉科における治療の原則を紹介します

### 1 アレルギー性鼻炎，花粉症に対して（表1)[1]

- わが国では抗ヒスタミン薬やロイコトリエン受容体拮抗薬（LTRA）など，種々の作用機転を有する内服薬の単独または併用，鼻噴霧用ステロイド薬の使用などの薬物治療が中心です．
- 最近，免疫療法のなかでもダニやスギ花粉に対するアレルギー性鼻炎症例では，舌下免疫療法が始まりました．
- 以上のような保存的治療で無効な症例に対しては，鼻中隔弯曲症，鼻粘膜の強い腫脹に対する矯正手術や減量手術を行うことで，頑固な鼻閉を改善することがあります．この際，レーザー手術を行う医療機関もあります．
- 頑固な鼻汁分泌過多に対しては，（鼻内から）後鼻神経切断術も行います．

### 表1 アレルギー性鼻炎・花粉症の重症度に応じた治療指針

| 重症度 | 初期療法 | 軽症 | 中等症 | | 重症・最重症 | |
|---|---|---|---|---|---|---|
| 病型 | | | くしゃみ・鼻漏型 | 鼻閉型または鼻閉を主とする充全型 | くしゃみ・鼻漏型 | 鼻閉型または鼻閉を主とする充全型 |
| 治療 | ①第2世代抗ヒスタミン薬<br>②遊離抑制薬<br>③抗LTs薬<br>④抗PGD$_2$・TXA$_2$薬<br>⑤Th2サイトカイン阻害薬<br>⑥鼻噴霧用ステロイド薬<br><br>くしゃみ・鼻漏型には①, ②, ⑥. 鼻閉型または鼻閉を主とする充全型には③, ④, ⑤, ⑥のいずれか1つ | ①第2世代抗ヒスタミン薬<br>②遊離抑制薬<br>③抗LTs薬<br>④抗PGD$_2$・TXA$_2$薬<br>⑤Th2サイトカイン阻害薬<br>⑥鼻噴霧用ステロイド薬<br><br>①〜⑥のいずれか1つ. ①〜⑤で治療を開始したときは必要に応じて⑥を追加 | 第2世代抗ヒスタミン薬<br>+<br>鼻噴霧用ステロイド薬 | 抗LTs薬または抗PGD$_2$・TXA$_2$薬<br>+<br>鼻噴霧用ステロイド薬<br>+<br>第2世代抗ヒスタミン薬<br><br>もしくは<br><br>第2世代抗ヒスタミン薬・血管収縮薬配合剤<br>+<br>鼻噴霧用ステロイド薬 | 鼻噴霧用ステロイド薬<br>+<br>第2世代抗ヒスタミン薬 | 鼻噴霧用ステロイド薬<br>+<br>抗LTs薬または抗PGD$_2$・TXA$_2$薬<br>+<br>第2世代抗ヒスタミン薬<br><br>もしくは<br><br>鼻噴霧用ステロイド薬<br>+<br>第2世代抗ヒスタミン薬・血管収縮薬配合剤<br><br>必要に応じて点鼻用血管収縮薬を1〜2週間に限って用いる. 症状が特に強い症例では経口ステロイド薬を4〜7日間処方する |
| | | 点眼用抗ヒスタミン薬または遊離抑制薬 | | | 点眼用抗ヒスタミン薬, 遊離抑制薬またはステロイド薬 | |
| | | | | | 鼻閉型で鼻腔形態異常を伴う症例では手術 | |
| | アレルゲン免疫療法 | | | | | |
| | 抗原除去・回避 | | | | | |

初期療法:花粉症では花粉の本格飛散の1〜2週間前から,表に示されているような薬物治療を開始することにより,特に飛散ピーク時の症状を軽減する効果がある.

〔鼻アレルギー診療ガイドライン作成委員会(編):鼻アレルギー診療ガイドライン──通年性鼻炎と花粉症──2016年度版(改訂第8版),ライフ・サイエンス,東京,2016 より許諾を得て転載〕

### 2 好酸球性副鼻腔炎に対して（表2[2)]，図1[2)]）

- アレルギー性鼻炎の治療薬や通常の副鼻腔炎治療で有効なマクロライド療法は無効です．
- 多発性鼻茸を含む好酸球性炎症を起こした副鼻腔粘膜を除去する目的で，内視鏡下鼻内副鼻腔手術と経口ステロイド薬の組み合わせにより治療するのが一般的です．

## こんな症例があります．注意しましょう

- アレルギー性鼻炎でも副鼻腔炎でも，鼻閉症状が頑固な症例があると思います．そのようなとき，診療科に関係なく点鼻血管収縮薬が長期に使われていることがあります．（処方薬，OTCに関係なく）これは薬剤性鼻炎の原因となり，使用量・頻度が増加して悪循環に陥る例が多いです．結局手術となった場合，出血量も多くなり手術操作の妨げとなります．早々に中止して専門医に紹介しましょう．
- ダニによる通年性アレルギー性鼻炎と花粉症が合併している症例でも，訴えとしては花粉症のみのことがよくあります．また，複数の

表2　好酸球性副鼻腔炎診断基準（JESREC Study）

| 項目 | スコア |
| --- | --- |
| 病側：両側 | 3点 |
| 鼻茸あり | 2点 |
| 篩骨洞陰影/上顎洞陰影　≧1 | 2点 |
| 血中好酸球（％） | |
| 　2＜　≦5％ | 4点 |
| 　5＜　≦10％ | 8点 |
| 　10％＜ | 10点 |

スコアの合計（JESRECスコア）：11点以上を好酸球性副鼻腔炎とする．
確定診断は，400倍視野組織中好酸球数：70個以上．

〔藤枝重治，ほか：好酸球性副鼻腔炎：診断ガイドライン（JESREC Study）日耳鼻 **118**：728-735, 2015 より許諾を得て転載〕

花粉による花粉症（季節性アレルギー性鼻炎）により，通年性と紛らわしい症例があります．初期療法も含めた適切なアレルギー性鼻炎の薬物治療を行う観点からも，正しい免疫療法を行う観点からも一度は専門医での検査，評価を受けることをお勧めします．

- 「魔法の注射」と称して，ステロイドホルモンの筋肉注射を花粉症に対して行っている例があります．筋肉の萎縮や内因性のステロイドホルモンのバランスを崩し長期の体調不良に陥るなどの報告もあり，ガイドライン[1]ではやってはいけない治療とされています．

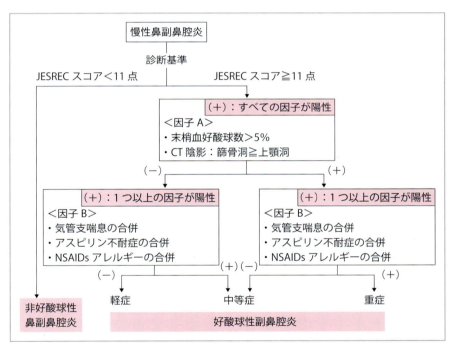

**図1　好酸球性副鼻腔炎の重症度分類**
〔藤枝重治，ほか：好酸球性副鼻腔炎：診断ガイドライン（JESREC Study）．日耳鼻 **118**：728-735, 2015 より許諾を得て転載〕

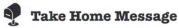 **Take Home Message**

- 喘息症例で，2 週間以上も鼻症状が続く場合,「かぜの診断」や「感冒薬の処方」で済ませることなく，鼻炎や副鼻腔炎の合併，増悪も疑い耳鼻咽喉科専門医へのコンサルトを考慮しましょう．
- 成人発症の喘息症例では，難治性の好酸球性副鼻腔炎として鼻症状を発症していることが多く，なかには難聴，耳閉感を併せて訴える好酸球性中耳炎合併もありえます．
- 好酸球性副鼻腔炎症例では，アレルギーの治療薬やマクロライド療法は無効です．

## 文 献

1) 鼻アレルギー診療ガイドライン作成委員会（編）：鼻アレルギー診療ガイドライン―通年性鼻炎と花粉症―2016 年度版（改訂第 8 版），ライフ・サイエンス，東京，2016
2) 藤枝重治，ほか：好酸球性副鼻腔炎：診断ガイドライン（JESREC Study）．日耳鼻 **118**：728-735, 2015

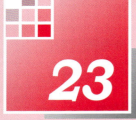

# 23 肺血栓塞栓症はどうしたら予防できますか？

## 結論から先に

- 肺血栓塞栓症（pulmonary thromboembolism：PE）は院外発症と院内発症で原因が異なることが多く，これに注意して予防を考えることが重要です．

## 具体的にどうするか？

### 1 院外発症の場合

- 院外発症の致死的な静脈血栓塞栓症（venous thromboembolism：VTE）の多くは，下腿のヒラメ筋静脈に発生した深部静脈血栓（deep vein thrombosis：DVT）が急激に大きくなり中枢へ伸展して発症することが判明しています[1]．したがって院外発症の PE を予防するためには，ヒラメ筋静脈血栓の予防および早期治療が重要です．

### a 血栓ができる理由は…

- ヒラメ筋静脈に血栓ができやすい理由は，ヒラメ筋静脈の①複雑な走行，②膨らみやすさ，③静脈弁の発達が悪い，④ヒラメ筋の筋ポンプ作用だけで血液が流出することなどのため，動かないでいるとうっ滞して拡張しやすいからです．さらに脱水，易血栓性，外傷などが重なると，容易に血栓が発生します．
- 熊本地震後などの車中泊で PE が多発したのは，長時間車の座席に座った状態でいたことにより下腿のヒラメ筋静脈にうっ滞と拡張が生じたうえ，食料・水不足による脱水が重なったことで血栓が発

生，それを核とする急速な血栓の増大・伸張が起き，肺動脈へ流れたためと考えられます．

## b エコノミークラス症候群への予防と対応〜2つの災害から

- 旅行などで長時間飛行機や車の狭い座席に座っていることで深部静脈に血栓が発生し，PEを発症することがあります．これらを総称してエコノミークラス症候群とよんでいます．正しくは旅行者血栓症ですが，エコノミークラス症候群のほうが広く世間に周知されており，病態を知ってもらうことが大切ですのであえて使用しています．

### 1) マスコミの啓発による予防効果

- 災害後のエコノミークラス症候群は，2004年に発生した新潟県中越地震後の車中泊避難者で多発したことで有名になりましたが，2016年に発生した熊本地震後の車中泊避難者でも同様に問題となりました．この2つの震災後のエコノミークラス症候群の発症推移で特徴的なことは，マスコミによる報道と予防の呼びかけが効を奏したことです．
- 熊本地震でマスコミが啓発したのは，①車中泊をなるべくしないこと，②もしも車中泊するのであればスペースに十分余裕をもって座席を倒して寝る・足を上げ座ったままで寝ないこと，③時々外に出て歩くこと，④十分に水分を摂取すること，⑤手に入るのであれば弾性ストッキングやふくらはぎ用のサポーターなどを着用すること，などでした．

### 2) 弾性ストッキングの効用

- 災害後の弾性ストッキング着用によるDVT予防効果のエビデンス実証は不可能ですが，日本において術後に弾性ストッキングを着用することでPEが減少した実績があることから，災害時にも有用であると考えられます．

### 3) 簡易ベッドの効用

- 避難所での簡易ベッド使用が普及している欧米では，災害後にPEが増加したという報告はないため，わが国でも導入の検討が必要といえます．これまでにわかっていることは，災害後の避難所環境と

DVT陽性率が逆相関することであり（図1），簡易ベッドの使用で避難所のDVT陽性率が低下することです[2]．

- 欧米の避難所と日本の避難所の大きな違いは，簡易ベッド使用の有無です．1940年の第二次世界大戦中，ロンドンの地下鉄駅構内が避難所となり最大で18万人が雑魚寝で数ヵ月過ごしました．その結果，ロンドンでのPE死亡者が前年の6倍に増加したことをSimpsonがLancet誌に報告し，避難所への簡易ベッドの設置を訴えました[3]．これを重視した政府は1941年に簡易ベッドを20万台地下鉄駅構内に設置し，以後はPEの増加はなかったといいます．
- これらのことから，避難所におけるPEを予防するためには簡易ベッドの使用が有用であるといえます．

## c 実際にどう治療するか

- 院外発症のヒラメ筋静脈血栓に対する治療ですが，本症は偶然見つかることが多く，これに関してはこれまで震災後に行ってきたDVT検診が参考になります．

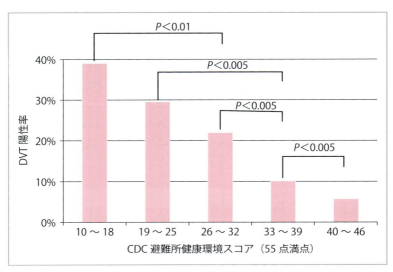

**図1　東日本大震災避難所のDVT陽性率とCDC避難所環境スコア**
CDC：米国疾病対策センター

- 新潟県中越地震後に新潟県，新潟県医師会，新潟大学の共同で『新潟県中越大震災後のDVT/肺塞栓症診断治療ガイドライン』が策定されました．これは新潟県中越地震後に被災地で多くのヒラメ筋静脈血栓が見つかったため，その診療方針について明記したものです．
- それによれば，下腿のヒラメ筋静脈などに血栓がエコー検査で見つかった場合はDダイマー値を測定し，基準値の2倍を超えた場合は通常の中枢DVTと同じ診療を行い，基準値を超えない場合は弾性ストッキングのみ着用します．
- これに準じて新潟県中越沖地震(2007)，岩手・宮城内陸地震(2008)，東日本大震災(2011)，広島土砂災害(2014)，関東・東北豪雨災害(2015)，熊本地震(2016)でDVT検診を行ったところ，検診受診者で重篤なPEは発生しておらず，治療で重篤な有害反応の報告もありませんでした．なおこの方法は，日本循環器学会で策定した『災害時循環器疾患の予防・管理に関するガイドライン』にも掲載されています．
- 院外発症のDVTにおけるPEの予防治療は，抗凝固療法と弾性ストッキング着用です．
- DVTの治療目的は，症状の改善と血栓の増大によるPEの予防です．大腿静脈から腸骨静脈の中枢静脈に血栓を認めた中枢型DVTでは，画像診断で肺動脈本幹付近に血栓を認めた場合は入院してもらいヘパリン持続静注を7日間程度行い，血栓を安定化（器質化）させてからワルファリンやXa阻害薬に切り替えます．また最近は，中枢型のDVTであっても肺動脈末梢にのみ血栓を認めた場合は入院せずにXa阻害薬を内服させることもできるようになりました．

## 2 院内発症の場合

### a よりリスクの高い入院患者

- まず注意したいのは，PEの原因となるDVTは前述したように入院前（院外）では下腿のヒラメ筋静脈に多く発生していることであり，入院前にすでにDVTがある人（患者）が少なくないことです．横浜市などの地震対照地で呼びかけた一般住民1,498人を対象にエ

コー検査でDVT検索を行ったところ，4.2％に下腿のDVTが見つかりました[4]．このことは入院してくる患者さんですでにDVTがある人が少なくないことを示しています（いわゆる持ち込みのDVT）．

- 一般住民で約4％程度にDVTがあるとすると，疾患があって入院する患者さんにはもっと多いと考えるべきです．また，新潟大学医歯学総合病院において，非手術患者さんのうち48時間以上ベッド上臥床（トイレ歩行可）した経験のある患者さん300人にエコー検査を施行したところ，33％に末梢性および中枢性のDVTが見つかり，そのうち30％に末梢性のPEが見つかりました[5]．
- これらのことから，入院時すでに末梢性のDVTをもっている患者さんと，入院後にDVTおよび末梢性PEのある患者さんが少なくないことがわかります．
- では，こうした患者さんをスクリーニングすべきかどうかですが，マンパワー上難しいと考えられ，費用対効果も少ないと考えられます．
- 一方，英国NICEのガイドラインでは入院患者はすべてPEのリスクがあると考え，問診と患者の状態によりリスク分類して対応すべきとしています．すなわちDVTの診断をしないで，PEのリスク分類によって予防・治療を開始するのです．PEのリスク分類としてよく使用されるものにWell'sスコアがあります．したがって，こういったものを参考に入院患者さんをリスク分類し，高リスク患者さんでは抗凝固療法を考慮する，入院患者さんはすべてPEのリスクがあると考えて弾性ストッキングの着用をしてもらうことなどが有用と考えられます．

### b｜診療科や疾患ごとに異なるリスク

- 同じ入院患者さんでも，PEの起きる頻度は診療科または疾患によって異なります．手術後のPE予防についてはすでに術後肺塞栓症ガイドラインがあるので，参考にしてください．
- 非手術患者さんのDVTは新潟大学医歯学総合病院および三重大学

医学部附属病院での検討で，48時間以上臥床経験の入院患者における DVT の有無による単変量解析で年齢，在院日数，D ダイマー値，SF（soluble fibrin）値，CRP 値，悪性腫瘍などで有意差を認め（p＜0.01），多変量解析では D ダイマー値＞$10\mu g/mL$ でオッズ比 3.69（95％CI 1.90〜7.16）（p＜0.01），3ヵ月以上前に癌と診断されていたことがオッズ比 3.91（95％CI 1.50〜10.18）（p＜0.01）と有意なリスク因子でした[5]．

- また，疾患別の DVT 陽性率は脳血管疾患 25.7％，悪性疾患 24.8％，腎不全 17.0％，糖尿病 15.2％，糸球体性腎疾患 14.0％，心臓病 11.1％（虚血性を除く），虚血性心疾患 9.3％の順でした．自験例において，以前は整形外科術前の DVT が多かったですが，最近は婦人科癌術前で多いです[5]．

### 3 致死的 PE への対応

- DVT による致死的 PE は，DVT 発症後 1〜2 週間に多いことが報告されています．特に中枢 DVT で PE を合併している場合は，少なくとも 1 週間程度ヘパリン静注などにより血栓の安定化（器質化）を待ち，その後にワルファリンや Xa 阻害薬などに切り替えます．また最近は，中枢 DVT であっても PE を合併していない場合はヘパリンを使用せず Xa 阻害薬を内服させることも少なくありません．

- 一方，PE 予防のための下大静脈フィルター（inferior vena cava filter：IVCF）は DVT 発症から急性期の PE 予防には有効ですが，慢性期では有効性が証明されず，むしろ DVT 増加を認めたという報告があります．そのため，抗凝固療法ができない場合などの急性期のみに留置し抜去することが世界的に推奨されています．

- 残念ながら DVT の予防・治療をいくら行っても，100％は予防できないことが知られています．たとえ IVCF 留置しても巨大な血栓が通過しうるし，IVCF が血栓と一緒に右房内に流入した例も報告されていることに留意が必要です．

## ■ 文　献

1) 呂　彩子, ほか：院外発症の肺動脈血栓塞栓症による突然死 51 例の病理形態学的検討. 脈管学 **43**：627-632, 2003
2) Nara M, et al.：The clinical utility of makeshift beds in disaster shelters. Disaster Med Public Health Prep **7**：573-577, 2013
3) Simpson K：Shelter deaths from pulmonary embolism. Lancet **2**：744, 1940
4) 榛沢和彦：日本人一般住民における深部静脈血栓の頻度及び地域差の調査. 科学研究費助成事業 23591860, 2013
5) Yamada N, et al.：Occurrence of Deep Vein Thrombosis among Hospitalized Non-Surgical Japanese Patients. Ann Vasc Dis **8**：203-209, 2015

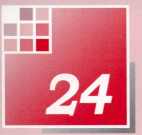

# 24 患者さんから「喘息を気管支鏡で治せると聞いたのですが？」と言われたら：気管支温熱療法

## 結論から先に

- 最近，気管支鏡を使った気管支サーモプラスティ（bronchial thermoplasty：BT）という治療法が日本でも認可されました（2015年4月）．既存の治療法に抵抗性を示す重症喘息が適応となっています．
- 確かに一部の患者さんには奏効しますが，喘息が治るわけではなく，薬から完全に解放されるわけでもありません．あくまでも既存の治療を補う補助療法と考えてください．
- 最新のGINAのガイドライン（2016）でも最重症患者（ステップ5）に追加しうる治療法として追記され，エビデンスレベルはBとされています．

## 具体的にどうするか？

- 内径3〜6 mmのカテーテルのバスケット電極を気管支にまで誘導し，高周波電流を10秒間流すことによって，気管支局所に65℃の温熱を加えます．その操作を末梢から5 mmずつ中枢に向かって繰り返します．喘息患者さんに気管支鏡を使用すると，気道収縮が必発しますから，全体の操作を3回に分け，まず右下葉枝，次に左下葉枝，そして両側の上葉枝の順番で行います．それぞれの操作の間は少なくとも3週間は空け，また喘息発作を予防するためにプレドニン50 mg/日の内服を5日間行います（図1）．

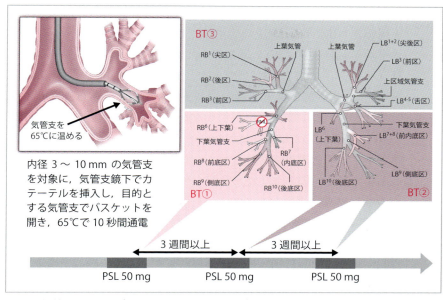

**図1 気管支サーモプラスティの治療スケジュール**
PSL：プレドニゾロン

(ボストン・サイエンティフィック　ジャパン提供)

## なぜ考え方が変わったのか？

- 20年以上前までは，気管支喘息の患者さんに気管支鏡検査を行うなど言語道断という雰囲気がありました．しかし，手技の安全性が確立し，実際に肺癌を合併した気管支喘息患者さんに気管支鏡検査を施行するケースも多くなり，抵抗感が少なくなってきたところに，2006年 Am J Respir Crit Care Med に BT の論文が出されたのです[1]．当初，キワモノ扱いだった治療法でしたが，その後，RISA Trial，AIR Trial，AIR2 Trial などと臨床試験が進んで認知度が高まり，難治性喘息の治療法として認識されるようになったのです．

## この臨床試験がブレークスルー

- やはり，多施設，無作為化，二重盲検で対照コントロールとしてシャ

ムコントロール(気管支鏡操作は同様に行うが,通電のみ行わない)を用いた AIR2 Trial が決め手です.BT 群 190 例,シャム群 98 例で平均年齢は 40.6,40.7 歳と若く,気管支拡張薬投与前の％1 秒量(% $FEV_1$)は 77.8％,79.7％と比較的良好でした.1 年後の結果として,BT 群とシャム群の間で $FEV_1$ の変化はみられませんでした(BT は呼吸機能を改善させなかった)が,喘息 QOL 質問票(Asthma Quality of Life Questionnaire:AQLQ,スコアは 1〜7 で,値が小さいほど重度の障害を示し,0.5 単位の変化は臨床的に重要とみなされる)のスコアが BT 群で有意に改善しました.また,重症の喘息増悪と ER 受診回数が BT 群で有意に低下しました[2].そして,この傾向は 5 年後まで持続することが示されました(図 2)[3].副作用としては,BT 後 6 週間までの急性期では,喘息発作,喘鳴,呼吸困難などの喘息増悪症状がみられます.また,画像上にみられる無気肺像はほぼ全例に認められますが,そのほとんどが自然に軽快します.注目すべき合併症として喀血が報告されており,注意が必要です.

- なお BT に関しては,5 年を超える長期の有用性,安全性は確立して

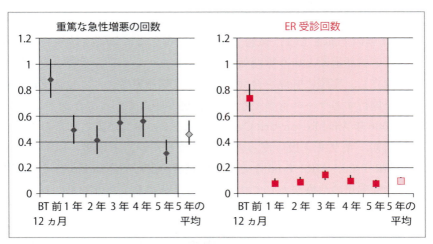

**図 2 AIR2 Trial—5 年後の治療効果**
(Wechsler ME, et al.:Bronchial thermoplasty: Long-term safety and effectiveness in patients with severe persistent asthma. J Allergy Clin Immunol **132**:1295-1302, 2013 より引用)

いません．また，2回目のBTについてですが，実施例は欧米にもまだないため，現時点では生涯に1回のみの治療法となっています．

## どうしてBTが効くのか？

- BTの作用機序については，気管支平滑筋の減少，気道過敏性の抑制効果が示唆されています．気管リングを用いた実験では，60℃以上で10秒間の熱処理を加えるとアセチルコリンによる気管リングの収縮は消失することが報告されています．熱を加えることによって筋肉の収縮に必要なアクチン‐ミオシンの相互作用に影響が起こるのかもしれません．

## どんな患者さんが対象になりますか？

- 適応は，気管支鏡手技が可能な，高用量の吸入ステロイド薬（ICS）および長時間作用性$\beta_2$刺激薬（LABA）によっても喘息症状がコントロールできない18歳以上の重症喘息患者さんです．GINAのガイドラインではステップ5の最重症患者さんが適応になります．日本のガイドライン（2015）にはまだBTの記載はありませんが，ステップ4の重症患者さんが適応になると考えられます．禁忌としては，高周波電流を用いる関係上，ペースメーカーやICDなどの植込み型医用電気機器の使用者，症状が安定していない患者さん，気管支拡張症などでベースに呼吸器感染症（緑膿菌や真菌，非結核性抗酸菌症など）をもつ患者さん，血液凝固障害をもつ患者さんなどがあげられます．また，安全性が確認されていないものとして，%$FEV_1$が60％未満，肺気腫や声帯機能不全，コントロール不良な睡眠時無呼吸症候群などの疾患を合併している患者さん，経口ステロイド量が10 mg/日を超える患者さんがあげられています．
- 最近では，喘息に関与している細胞にターゲットを絞ったテーラーメード治療が提唱されています．たとえば，IgE，肥満細胞が関与する場合はオマリズマブ，好酸球が関与する場合はメポリズマブな

ど，新規分子標的薬が開発されています．しかしBTに関していえば，どんな病型の喘息に対しても対応可能と考えられます．

## 個人的な経験から言えば

- この治療法は日本で認可されてからまだ日が浅く，2016年9月1日時点で，全国62施設において，計178名の施行例があるだけです．筆者の施設では当初から積極的にこの治療法を導入しており，現在で18名の治療歴がありますが，まだ症例数が少ないため，どういった症例で有効性が期待されるのかはよくわかっていません．たとえば呼吸機能に関していえば，図3に示すように%$FEV_1$が改善する症例（患者1），改善しない症例（患者2と3）とまちまちで，事前に結果を推定することはできません[4]．先に述べたAIR2 Trialでエントリーされた患者さんは平均年齢が約40歳と若く，%$FEV_1$も78〜79%と比較的呼吸機能が良い患者さんがリクルートされていました．したがって，高齢者や呼吸機能が悪い患者さんではBT

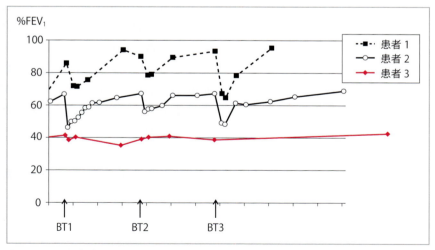

**図3　BT治療後の%$FEV_1$の変化（3症例）**
（飯倉元保，ほか：日本人2例の重症持続型気管支喘息患者に対する気管支サーモプラスティ施行経験に基づいた報告．気管支学 37：450-457, 2015 より引用）

の治療効果が乏しい可能性があります．個人的な意見を言わせてもらえば，比較的若く（65歳未満），呼吸機能が比較的良い（％ $FEV_1$ が65％以上）重症患者さんが BT に適した治療対象であり，特にアレルゲンからの回避が難しい患者さん（僧侶，美容師，塗装業など）や，薬が使用できない患者さん（妊娠・出産を控えた若い女性，アスリート）に考慮してみたい治療法であると考えています．

### Take Home Message

◆ BT の適応は，
①気管支手技が可能な，高用量の ICS + LABA にて喘息症状がコントロールできない18歳以上の重症喘息患者さんであり，その病型は問いません．禁忌は，ペースメーカーや ICD などの植込み型医用電気機器の使用者，症状が安定していない患者さん，気管支拡張症などでベースに呼吸器感染症（緑膿菌や真菌，非結核性抗酸菌症など）をもつ患者さん，血液凝固障害をもつ患者さんなどです．
②高齢者（65歳以上）や呼吸機能が悪い（％ $FEV_1$ が60％未満）症例では，BT の効果が乏しくなる可能性があります．
③アレルゲンからの回避が難しい患者さん（僧侶，美容師，塗装業など）や，薬が使用できない患者さん（妊娠・出産を控えた若い女性，アスリート）などに積極的な適応を考慮したい治療法です．

### 文 献

1) Cox G, et al. : Bronchial thermoplasty for asthma. Am J Respir Crit Care Med **173** : 965-969, 2006
2) Castro M, et al. : Effectiveness and safety of bronchial thermoplasty in the treatment of severe asthma : a multicenter, randomized, double-blind, sham-controlled clinical trial. Am J Respir Crit Care Med **181** : 116-124, 2010
3) Wechsler ME, et al. : Bronchial thermoplasty: Long-term safety and effectiveness in patients with severe persistent asthma. J Allergy Clin Immunol **132** : 1295-1302, 2013
4) 飯倉元保，ほか：日本人2例の重症持続型気管支喘息患者に対する気管支サーモプラスティ施行経験に基づいた報告．気管支学 **37** : 450-457, 2015

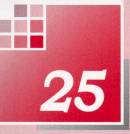

# 25 肺癌検診にエビデンスはあるのか？

## 結論から先に

- 限定的ですが，エビデンスはあります．
- 集団の死亡率が低下するか，医療費が低下するかでエビデンスを得ます．
- 検診を受けた群と受けない群とでの比較試験（無作為化症例対照試験）によって証明します[1]．
- 症例対照試験には莫大な費用と時間がかかるため，簡単には実施できません．
- 検診方法や対象とする集団によって結果は異なってきます．
- 限定的と述べたのは，エビデンスはないとする結果もあるからです．

## どのようなエビデンスがあるのか？

- 二重読影（二人の医師が別々に胸部単純X線を読影する），もしくは比較読影（過去の胸部単純X線と比較する）した場合に，死亡率が減少したというエビデンスがあります．
- 裏をかえせば，一人の医師が1枚の画像を読影するだけでは死亡率減少の効果は期待できません．
- アメリカで4年間無作為化症例対照試験を行いましたが，肺癌の発見率・予後改善の効果はみられませんでした．
- 古いデータですが2006年5月時点では，アメリカ・イギリス・フランス・ドイツ・カナダ・オランダ・フィンランドでは肺癌検診は行われていません．

## 肺癌検診の効果を上げるにはどうすれば良いのか？

- 検診の質を上げることです．一つには検診の対象者を重喫煙者の男性といったハイリスク群に絞ることです．
- 次に，胸部単純X線写真ではなく胸部CTを用いて画像の質を上げることです．
- 最後に，認定制度を確立し，検診に関わる医師や放射線技師の技量を上げることです[2]．
- わが国の肺癌検診は，男女を問わず年1回40歳以上が対象になっています．2005年の肺癌発見率は0.05％で，1万人に5人の割合で肺癌が見つかっています[3]．

## 胸部CT検診は有効か？

- 画像の質を上げるには，胸部単純X線を胸部CTにすることです．しかし，被曝の問題があります．
- 胸部単純X線の場合，1回の撮影による被曝量は0.04 mSvです．
- 胸部CTの場合，機種にもよりますが，1回の撮影による被曝量は約5 mSvです．すなわちX線に比べて100倍以上の被曝量となります（ちなみに1年間に自然界から被曝する総量は2.4 mSvです）．
- 最近，被曝量を抑え，かつある程度画質も保たれた低線量CT（平均被曝量：男性1.6 mSv，女性2.4 mSv）[4]が検診に応用されています．
- 低線量CTを用いて肺癌検診を行ったところ，肺癌の発見率は約10倍上昇したとの報告もあります[5]．
- 他の研究でもCTを用いた検診により，肺癌による死亡率が20％減少したと報告され，有効性が示されています[4]．

## 胸部CT検診を誰に適応するのか？

- 胸部CT検診による不利益は何かをまず考える必要があります．

- 低線量 CT でも被曝量は X 線の約 50 倍あります．
- 肺癌の発見率が上がる一方で，偽陽性も増え精度管理が重要です[6]．
- 精密検査と言われたときの精神的負担や，経済的負担もあります．
- 肺癌が疑われ，肺生検も行う場合は，出血や気胸などの重篤な副作用を起こす可能性があります．
- したがって低線量 CT であっても，現時点ではすべての検診対象者に用いるべきではなく，重喫煙者といったハイリスク群もしくは希望者による人間ドックに限定したほうが良いと考えます．

## 異常陰影を発見したときにどのように対応するのか？

- 教科書的な悪性を疑う所見があるときは，すぐに専門医にコンサルトします．たとえば辺縁不整な結節陰影，胸膜陥入像などです．
- 判断に迷ったときは二重読影と比較読影をします．
- 画像に変化を認めたり，他の医師も悪性を疑うときは専門医にコンサルトしましょう．
- もっとも大事なことは，画像診断だけではなく実際に本人を診察することです．生活歴（喫煙の有無・体重減少の有無・血痰の有無）や既往歴を確認します．腫瘍マーカーや胸部 CT，喀痰細胞診を実施します．
- 本人と家族に悪性疾患の疑いがあると話をします．ただちに専門医にコンサルトするか，経過を見るかは医師であるあなたがどの程度強く癌を疑っているかによります．
- 経過観察は一般的に 1 年に 1 度の頻度です．このときは胸部単純 X 線ではなく，胸部 CT を撮影します（半年ごとに CT 検査をしても癌の発見率は変わらないという報告もあります）．患者さんが精査を希望しないが，肺癌の疑いが強いと考えられるときは，3 ヵ月ごとに胸部 CT 撮影を行います．CT に変化を認めれば，患者さんを説得し専門医にコンサルトします．

## こんな患者さんがいました

**症例9　比較読影が有用であった肺癌検診症例**

　80歳，女性（既往歴：Basedow病）．当院で初めての肺癌検診を受け，右肺門部の腫脹を認めました（図1矢印）．（側面像でも同様，data not shown）

　昨年偶然に整形外科で胸部単純X線写真を撮っていたため（図2）取り寄せました．この胸部単純X線写真では異常は指摘されていませんが，肺門部の腫脹は2横指以上の幅で有意としますので，この判定を誤りとはいえません．しかし経時的に右肺門部の腫脹は増大しています．

　今回，胸部CTで右下葉に辺縁不整な結節を認めました（図3矢印）．肺癌を強く疑い，ただちに専門医に紹介しました．胸部単純X線写真では肺門に隠れて，右下葉の結節陰影はわかりにくいです．このように，胸部単純X線写真の死角には注意する必要があります．教科書的な正常所見にとらわれてはいけません．

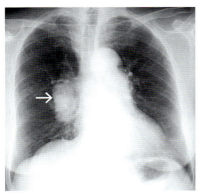

図1　肺癌検診で発見された進行肺癌の胸部単純X線写真

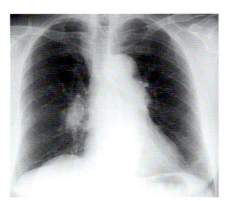

図2　前年の整形外科受診時の胸部単純X線写真

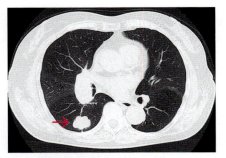

図3 胸部 CT 写真

---

### 📬 Take Home Message

- 肺癌検診でエビデンスがあるのは，二重読影や比較読影をした場合に限定されます．
- わが国における肺癌検診の対象は 40 歳以上のすべての男女です．
- 低線量 CT で肺癌の発見率は上がりますが，偽陽性も増えます．
- 被曝量や，偽陽性だったときの精神的・経済的負担を考えると，低線量 CT の適応は重喫煙者などのハイリスク群か，人間ドックなどの希望者に限定するべきと考えます．
- 検診で異常を認め経時的な変化がある場合は，専門医にコンサルトしてください．

---

### ■ 文　献

1) 山崎　力：健康診断のエビデンス．ドクターサロン **56**：773-776, 2012
2) 村松禎久，ほか：CT 検診の最新技術動向（2）：低線量での肺がん CT 検診を可能とする方策．Medical Imaging Technology **34**：43-46, 2016
3) 厚生労働省ホームページ：市町村事業における肺がん検診の見直しについて　平成 20 年 3 月
   （http://www.mhlw.go.jp/shingi/2008/03/dl/s0301-3a.pdf）［参照 2017-10-16］
4) 日本 CT 検診学会　ガイドライン委員会：日本における低線量 CT による肺がん検診の考え方．2013 年 7 月 26 日
   （http://www.jscts.org/pdf/guideline/ct130726.pdf）［参照 2017-10-16］
5) 瀧澤弘隆：低線量 CT 肺がん検討の果たす役割．人間ドック **24**：121-126, 2010
6) 佐川元保，ほか：「肺がん検診の手引き」2016 年改訂に関して：肺がん検診委員会報告．肺癌 **57**：2-7, 2017

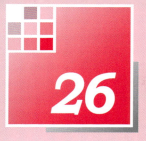

# 26 睡眠時無呼吸症候群はどんなとき疑えば良いですか？

> **結論から先に**
>
> - 睡眠時無呼吸症候群（SAS）の症状としては，
>   ① 日中の過剰な眠気
>   ② 家族による睡眠中の呼吸停止の指摘
>   ③ 大きないびき
>   ④ 起床時の熟睡感欠如，日中の疲労感
>   の4点が圧倒的に多く，これらのうち2つ以上あれば，SASの可能性が高くなります．

## 睡眠時無呼吸症候群とは[1,2]？

- 睡眠時無呼吸症候群（sleep apnea syndrome：SAS）とは，睡眠中に呼吸が繰り返し停止し（無呼吸，低呼吸），それに伴う日中の過剰な眠気などの症候が出現するものをいいます．無呼吸（apnea）と低呼吸（hypopnea）の定義を表1[3,4]に示します．
- SASのうちもっとも多いのは閉塞型睡眠時無呼吸症候群（obstructive SAS：OSAS）です．

## SASの症状

### 1 日中の過剰な眠気

- 十分な睡眠時間をとっても日中の眠気が強い状態です．定量的な評価にESS（Epworth Sleepiness Scale）（図1）[5]を使用します．過

### 表1 無呼吸,低呼吸の定義

**1. 無呼吸**

口/鼻からの気流を温度センサー(thermistor)で測定し,気流が90%以上低下し,かつ10秒以上持続するものをいう.次の3型に分類される.

a. **閉塞型**:気流の途絶している時間すべてに吸気努力を伴っているもの.
b. **中枢型**:気流の途絶している時間すべてに吸気努力の消失を伴っているもの.
c. **混合型**:イベントの初期に吸気努力の消失,その後吸気努力の出現するもの.
注:無呼吸の判定には酸素飽和度($SpO_2$)の低下は必要としない.

**2. 低呼吸**

無呼吸の定義に入らない程度に気流が減少しているもの.呼吸を鼻圧センサー(代替えセンサーを含む)で測定し,圧信号が30%以上低下し,その低下が10秒以上続くもので,かつ$SpO_2$が3%以上の低下を伴うか,脳波上の覚醒反応(arousal)が出現するものを低呼吸と定義する.2007年の定義[3]である鼻圧信号30%以上の低下が10秒以上持続し,$SpO_2$の低下が4%以上あるという定義を代用することもある.

(Berry RB, et al. : The AASM Manual for the Scoring of Sleep and Associated Events — RULES, TERMINOLOGY AND TECHNICAL SPECIFICATIONS. ver2.3, AASM, Westchester IL, 2016/Berry RB, et al. : Rules for scoring respiratory events in sleep: update of the 2007 AASM Manual for the Scoring of Sleep and Associated Events. Deliberations of the Sleep Apnea Definitions Task Force of the American Academy of Sleep Medicine. J Clin Sleep Med **8** : 597-619, 2012 を参考に著者作成)

---

もし,以下の状況になったとしたら,どの位うとうとする(数秒〜数分眠ってしまう)と思いますか.最近の日常生活を思いうかべてお答えください.

 0=うとうとする可能性はほとんどない
 1=うとうとする可能性は少しはある
 2=うとうとする可能性は半々である
 3=うとうとする可能性が高い

以下の状況になったことが実際になくても,その状況になればどうなるかを想像してお答えください.(1〜8の各項目で,○は1つだけ)

すべての項目にお答えしていただくことが大切です.できる限りすべての項目にお答えください.

| | | | | |
|---|---|---|---|---|
| 1) すわって何かを読んでいるとき(新聞,雑誌,本,書類など)→ | 0 | 1 | 2 | 3 |
| 2) すわってテレビを見ているとき→ | 0 | 1 | 2 | 3 |
| 3) 会議,映画館,劇場などで静かにすわっているとき | 0 | 1 | 2 | 3 |
| 4) 乗客として1時間続けて自動車に乗っているとき→ | 0 | 1 | 2 | 3 |
| 5) 午後に横になって,休息をとっているとき→ | 0 | 1 | 2 | 3 |
| 6) すわって人と話をしているとき→ | 0 | 1 | 2 | 3 |
| 7) 昼食をとった後(飲酒なし),静かにすわっているとき→ | 0 | 1 | 2 | 3 |
| 8) すわって手紙や書類などを書いているとき | 0 | 1 | 2 | 3 |

### 図1 日本語版 ESS(JESS™)質問票

〔福原俊一,ほか:日本語版 the Epworth Sleepiness Scale(JESS).日呼吸会誌 **44**:896-898, 2006 より許諾を得て改変し転載〕

剰な眠気の基準は合計点 11 点以上です．本症は徐々に発症し継続するので，過剰な眠気として認識されないことがあります．治療を行って初めて，過剰な眠気に気づくこともあります．過剰な眠気を自覚するのは SAS 患者さんの約 60％です．暇なとき，TV を見ているとき，本を読んでいるときなど，具体的な状況ではどうか，病歴を細かにとる必要があります．
- 人と話をしているときや仕事中に眠ってしまう，また，車の運転中に居眠りをして交通事故を引き起こすことがあり，本症は社会的にも問題となっています．

## 2 いびき

- 家族から指摘されて気づきます．大きないびきが急に停止して，静かになったあと，大きないびきが再開することがよくみられます．中枢型無呼吸ではいびきはみられません．

## 3 家族による睡眠中の呼吸停止の指摘

- 家族からの呼吸停止時間の情報により，おおよその SAS の程度が類推できます．呼吸停止をはっきり認識されなくても，大きないびきが急に止まり，10 秒以上経ってから再開するなどの情報も呼吸停止を示唆します．

## 4 睡眠中の覚醒

- 中途覚醒を繰り返します．睡眠中に窒息感があって目を覚ますことがあります．

## 5 起床時の頭痛，爽快感の欠如，熟睡感の欠如

- 睡眠の断片化による睡眠の質の低下に起因します．比較的よくみられる症状です．

### 6 夜間の頻尿

- 前立腺肥大症がないにもかかわらず，夜間に複数回トイレに起きます．尿量増加の原因として，無呼吸時の呼吸努力により胸腔内圧の陰圧化が強まり，心拡張による心房利尿ペプチドの放出が増加するためと考えられています．

### 7 集中力低下，記憶力低下

- 睡眠の断片化や深睡眠の欠如がこれらの症状を引き起こします．

### 8 性欲低下，インポテンツ

- OSAS に合併することが少なくありません．

### 9 抑うつ状態

- OSAS で治療中の患者さんで，うつ病を合併している人は少なくありません．CPAP 療法などの治療でうつ病の症状が軽減することもあります．

### 10 睡眠中の体動

- 睡眠中に四肢を大きく動かす，寝相が悪い患者さんが少なくありません．

## SAS 患者さんの身体的特徴，合併疾患

- 20〜60 歳代の男性に多い疾患ですが，女性では閉経前後から本症が増加します．
- 肥満患者や，口腔咽頭部が狭い人，首径が太い人，また上気道の形

態異常（小顎症，短首，下顎後退症など）を伴う人などに多くみられます．
- 高血圧症の合併は多く，およそ半数に認められます（SAS は高血圧症の原因の一つです[6]）．薬剤抵抗性の高血圧症では SAS の合併が多いことが知られています．
- 虚血性心疾患，脳血管障害，糖尿病，肺高血圧症，多血症，うつ病などを合併することも少なくありません．
- 心不全では中枢型無呼吸と閉塞型無呼吸の両者がみられます．進行した腎疾患（血液透析患者を含む），甲状腺機能低下症，先端巨大症などでも本症が合併します．
- 本症では，夜間の徐脈，心房細動，房室ブロックなどの不整脈が観察されることが少なくありません．
- SAS との合併症として胃食道逆流症（GERD）が多くみられます．呼吸停止時の胸腔内圧の陰性化増大が，胃液の逆流を起こしやすくすると考えられます．

## 専門医にコンサルトするタイミング

- 症状，身体的所見から SAS の疑いがある場合は，以下に示すスクリーニング検査を行います．その結果，軽度の $SpO_2$ 低下でも症状があり，本症が疑われる場合には専門医に送り，次項に述べるポリソムノグラフィーを行う必要があります．

### 1 パルスオキシメトリー

- もっとも簡便なスクリーニング検査は，パルスオキシメータを使う方法です．酸素飽和度（$SpO_2$）下降指数（ベースラインから 3％以上の低下あるいは 4％以上の低下を基準とする 2 つの場合がある[3,4]）が，10 回/時以上あれば SAS が疑われます[1]．しかし検査の特異性は 50％以下であり，この $SpO_2$ 下降指数は SAS の可能性を示唆する程度のものと考えるべきでしょう．

## 2 簡易睡眠呼吸検査

- パルスオキシメトリーと呼吸のモニター（流量，鼻圧）とを同時に記録，自動解析により無呼吸の有無を調べるものです．パルスオキシメトリー，簡易睡眠検査装置とも脳波を記録せず，睡眠時間が不明であるため，睡眠時間当たりのイベント数として算出できません．さらに，$SpO_2$低下がない覚醒を伴う低呼吸は検出できません．簡易睡眠呼吸検査で睡眠時無呼吸症候群を診断するには限界があります．

## 専門施設での検査：ポリソムノグラフィー（あるいは睡眠ポリグラフィー，polysomnography：PSG）[3,4]

- この検査は，臨床症状や他の検査とあわせて睡眠障害（ナルコレプシー，睡眠関連行動異常，パラソムニアなど）の診断に使われるGold-Standard Testです．表2に検査項目を示します．
- 検査に際しては，アルコール，カフェイン類は睡眠に影響を与えるので控えさせることが原則です．検査日の夜の各種薬剤の服薬は通常どおり行います．OSAS疑いで検査する場合，寝付きの悪い患者さんや緊張して眠れない患者さんにはゾルピデム（マイスリー®）の投薬を行いますが，ベンゾジアゼピン系薬物はOSASを悪化させる可能性があるので避けます．
- 脳波（EEG），眼球運動（EOG），頤筋電図（chin EMG）から睡眠

### 表2 PSGの検査項目

- 睡眠段階を判断するために，脳波（EEG），眼球運動（EOG），頤筋電図（chin EMG）をとる．
- 呼吸は，口/鼻からの気流を測定するサーミスター（温度計）と鼻内の圧（呼吸努力を見る），胸郭と腹部の呼吸運動をインダクタンス呼吸プレチスモグラフィーで計測する．
- 酸素飽和度は指尖に取りつけたパルスオキシメータで計測する．
- 心電図，体位センサー，下肢の運動を見る筋電図などを装着し，少なくとも7時間の睡眠をとりデータを解析する．

段階を判定します．呼吸イベントは，表1の無呼吸，低呼吸の診断基準に従い診断した無呼吸と低呼吸とを合わせた総数を全睡眠時間（total sleep time：TST）で除した，1時間当たりの無呼吸低呼吸指数（apnea-hypopnea index：AHI）で評価します．

- SASの診断はPSGでのAHIが5回以上あり，かつ日中の眠気，疲労感，不眠症状，閉塞感などでの中途覚醒，いびき，呼吸停止の目撃，そのほか高血圧症，冠動脈疾患，心不全，心房細動，脳血管疾患，糖尿病，気分障害などの合併症がある場合になされます．
- PSGでのAHIが15回以上である場合，症状や合併症の有無にかかわらずSASと診断します．
- AHIをもとに，軽症，中等症，重症の3段階に分けます：軽症 5 ≦ AHI < 15，中等症 15 ≦ AHI < 30，重症 30 ≦ AHI となります．

## Take Home Message

- SASを疑わせる症状があれば，PSGを積極的に勧めます．
- 治療抵抗性の高血圧症や早朝高血圧がある場合，SASを考慮します．
- SASは虚血性心疾患や脳血管障害のリスクが高いので，SASの治療を中断しないよう指導します．

## 文献

1) 睡眠呼吸障害研究会（編）：成人の睡眠時無呼吸症候群診断と治療のためのガイドライン．メディカルレビュー社，東京，p15-22, 2011
2) American Academy of Sleep Medicine：International Classification of Sleep Disorders, Sateia M（ed），AASM, Darien, IL, 3rd ed, p53-62, 2014
3) Berry RB, et al.：The AASM Manual for the Scoring of Sleep and Associated Events — RULES, TERMINOLOGY AND TECHNICAL SPECIFICATIONS. ver2.3, AASM, Westchester IL, 2016
4) Berry RB, et al.：Rules for scoring respiratory events in sleep: Update of the 2007 AASM manual for the scoring of sleep and associated events. Deliberations of the sleep apnea definitions task force of the American Academy of Sleep Medicine. J Clin Sleep Med **8**：597-619, 2012

5) 福原俊一, ほか：日本語版 the Epworth Sleepiness Scale（JESS）. 日本呼吸器学会誌 **44**：896-898, 2006
6) 日本高血圧学会高血圧治療ガイドライン作成委員会（編）：高血圧治療ガイドライン 2014. ライフサイエンス出版, 東京, 2014

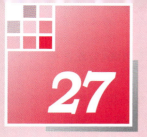

# 27 抗IgE抗体に加え新しい注射薬が出たそうですが，どんな人に使うのでしょう？

## 結論から先に

- 難治性喘息患者（通常の治療の効果が低く，難渋するタイプ）に対する治療薬として，2009年にヒト化抗ヒトIgEモノクローナル抗体製剤のオマリズマブ（ゾレア®）に加え，2016年新しくヒト化抗IL-5モノクローナル抗体製剤メポリズマブ（ヌーカラ®）が上市されました．
- この両者の使い分けについて，現時点では直接比較試験はありません（2016年12月時点）．
- 適応から考えると，オマリズマブはアトピー型重症喘息とされますが，体重やIgE値によっては（高すぎる場合）現時点ではデータがなく投与できません．
- メポリズマブはすべての難治性喘息に投与できますが，末梢血や喀痰で好酸球増多が目立たないタイプでは十分な効果が得られない可能性があります．
- よって，これら抗体製剤を最初に使用するときは，呼吸器専門医の意見を聞いておいたほうが無難です．

## どんな患者さんにこれら抗体製剤が投与されるのか？

- 難治性の重症喘息患者さんに使用します．
- 喘息治療の目標は，症状や薬剤の有害反応がなく，健常者と同様の日常生活が送れることで，将来にわたり呼吸機能を維持し，増悪や喘息死を回避することです．吸入ステロイド薬（ICS）を中心とし，症状に合わせて長時間作用性$\beta_2$刺激薬（LABA），ロイコトリエン

受容体拮抗薬（LTRA），長時間作用性抗コリン薬（LAMA）などを加えることでコントロールしていきます．
- しかし，これら通常の治療でコントロールできない患者さんが10％弱存在します．こういった患者さんは死亡率も高く，経口ステロイド薬を長期間使用せざるをえず，その有害反応にも悩まされてきました．このような患者さんが抗体製剤の適応となります．
- 前述のように，オマリズマブの追加で一定の効果を示し評価も得てきましたが，さらに抗IL-5モノクローナル抗体のメポリズマブも治療薬の選択肢に入りました[1]．特に好酸球が増多するタイプの重症喘息患者さんに効果が期待され，オマリズマブが効かなかった患者さんにも効果を示す[2]ため，これまでの難治性重症喘息患者さんすべてに治療効果が期待できます．注意点は，ICSを完全にやめてしまうと保険の適用外となってしまうことです．

## それぞれの抗体製剤の効果の機序は？

- オマリズマブはIgEに対する抗体です．侵入抗原（アレルゲン）に対してB細胞がIgEを産生し，それが肥満細胞に結合すると炎症性メディエーターの放出が起こり，気管支に傷害を起こし喘息が悪化します．オマリズマブはこの遊離IgE抗体と高親和性受容体との結合阻害，さらに肥満細胞上の高親和性受容体数を減少させることで，肥満細胞などからのメディエーター放出を抑制し喘息症状を改善します（図1）．
- 一方，メポリズマブはIL-5を標的としたモノクローナル抗体製剤です．IL-5はTh2細胞から産生され，アレルギー性炎症の中心的エフェクター細胞である好酸球の骨髄での産生を促し，その寿命延長や活性化をもたらします．メポリズマブは，IL-5と結合することにより，好酸球の表面にあるIL-5受容体との結合を阻害し，血中，組織，および痰に含まれる好酸球数を減少させ，喘息増悪の原因である慢性気道炎症を抑制します（図2）．重症喘息では約60％に好酸球性の気道炎症が認められているため，メポリズマブ治療の

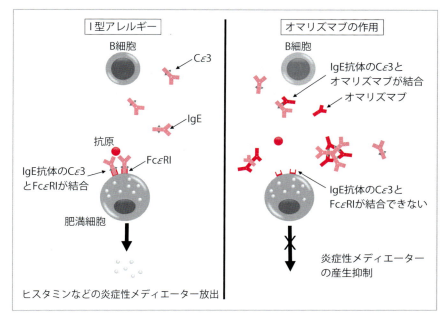

図1 オマリズマブの作用機序

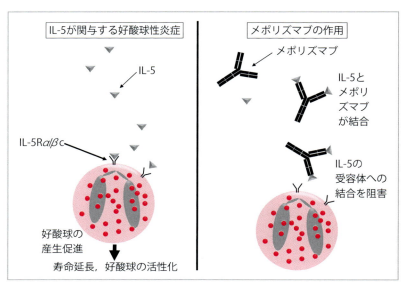

図2 メポリズマブの作用機序

効果が期待できます．

## 臨床的にはどのような効果が期待されますか？

- オマリズマブは朝のピークフローを長期にわたり改善し，増悪頻度を低下させ（図3）[3,4]，救急外来受診や入院頻度を半減させました．また，経口ステロイド薬の減量効果も認められました．
- メポリズマブは血中好酸球数を減らし，喘息増悪の発現頻度を減少させました（図4）[1]．一秒量（$FEV_1$）と生活の質（QOL）も改善し，経口ステロイド薬を減量することができました．

## これら抗体製剤をやめるタイミングはありますか？

- どちらの薬も薬価が高く，やめどきを検討したくなるのですが，原理的にこれら製剤はIgEやIL-5の産生を抑えるものではなく，投与をやめると症状は元に戻ると考えられます．

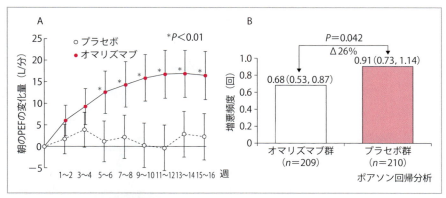

**図3　オマリズマブの臨床試験**
A：朝のPEFの平均変化量は，すべての評価時期でプラセボ群と比べて大きかった．
B：喘息増悪の頻度はオマリズマブ群で有意に低かった．

(Ohta K, et al. : Efficacy and safety of omalizumab in an Asian population with moderate-to-severe persistent asthma. Respirology 14 : 1156-1165, 2009/Humbert M, et al. : Benefits of omalizumab as add-on therapy in patients with severe persistent asthma who are inadequately controlled despite best available therapy (GINA 2002 step 4 treatment) : INNOVATE. Allergy 60 : 309-316, 2005 より改変し引用)

- ただ,オマリズマブでは3年間の投与後にやめた場合は元に戻ってしまいますが,6年間の投与後に中止した場合,3年後のデータでは18例中12〜16例は効果を維持できるという報告[5]があります.長期投与によりIgE産生自体も抑えられるのか,もしくは肥満細胞の受容体の変化によりIgEが結合できなくなる機序があるのかもしれません.
- ヌーカラ®は現時点では長期投与のデータはありませんが,将来的にはこちらも検証データが示されると思われます.

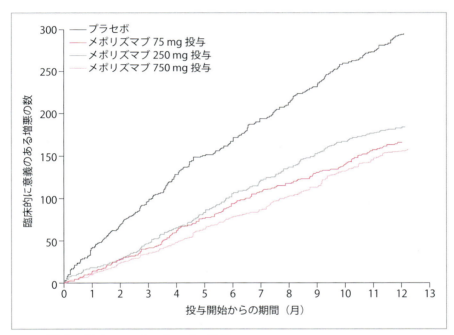

**図4 増悪に対するメポリズマブの効果**
「臨床的に意義のある増悪」とは,経口ステロイド薬を3日以上必要とした,入院もしくは救急外来受診,ピークフローの低下,レスキュー用吸入回数の50%以上の増加が2〜3日続く,喘息が原因で夜間目覚める,asthma symptom scoreが5点を超えるなどを指す.

(Pavord ID, et al. : Mepolizumab for severe eosinophilic asthma (DREAM) : a multicentre, double-blind, placebo-controlled trial. Lancet 380 : 651-659, 2012 より改変し引用)

**Take Home Message**

◆ 喘息に抗体製剤を使うのはこんな症例です．
　①ICS を中心とした通常の喘息治療でもコントロールが困難な難治性重症喘息．
　②高価な製剤であることから，経済的に問題がない場合．

---

### コラム  抗 IL-5 モノクローナル抗体は実際の喘息患者さんに効果がないとされていませんでしたか？

- 好酸球が慢性気道炎症である喘息の中心的なエフェクター細胞ということが理解され，これを抑えることを目的とした ICS 中心の喘息治療は劇的な効果を示し，今日の喘息治療ガイドラインの中心的治療方針となっています．

- したがって好酸球の活動性，活性化に影響を与える抗 IL-5 モノクローナル抗体の喘息治療への期待は大きく，2000 年までにいくつか抗 IL-5 モノクローナル抗体の臨床研究がなされましたが，末梢血や喀痰中の好酸球を激減させたにもかかわらず，気道過敏性，$FEV_1$，ピークフロー，遅発型喘息反応が改善せず臨床効果は認めないと判断されました．

- このことで，本当に好酸球は重要なのかといった論争が巻き起こりました．しかし，サンプル数が少ないことや，肺組織の好酸球数が半数ほどしか減少していないことから，好酸球の効果を否定するまでには至らないとされました．

- 実際，クラスター分析での検討では喘息患者さんすべてで好酸球が高いわけではなく[6]，患者選択にも問題があった可能性が指摘されました．患者さんを明らかに好酸球性気道炎症（喀痰中好酸球 3％以上）が認められる重症例に絞って検討したところ，喘息増悪のリスクを減少させることが判明しました，一度は否定された喘息の抗 IL-5 モノクローナル抗体療法，あきらめずに挑戦した研究者たちの成果です．

## ■ 文 献

1) Pavord ID, et al. : Mepolizumab for severe eosinophilic asthma（DREAM）: a multicentre, double-blind, placebo-controlled trial. Lancet **380** : 651-659, 2012
2) Magnan A, et al. : Treatment response with mepolizumab in severe eosinophilic asthma patients with previous omalizumab treatment. Allergy **71** : 1335-1344, 2016
3) Ohta K, et al. : Efficacy and safety of omalizumab in an Asian population with moderate-to-severe persistent asthma. Respirology **14** : 1156-1165, 2009
4) Humbert M, et al. : Benefits of omalizumab as add-on therapy in patients with severe persistent asthma who are inadequately controlled despite best available therapy（GINA 2002 step 4 treatment）: INNOVATE. Allergy **60** : 309-316, 2005
5) Nopp A, et al. : After 6 years with Xolair; a 3-year withdrawal follow-up. Allergy **65** : 56-60, 2010
6) Haldar P, et al. : Cluster analysis and clinical asthma phenotypes. Am J Respir Crit Care Med **178** : 218-224, 2008

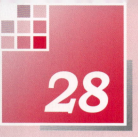
# COPDはタバコ病といいますが，喫煙者の1割しかならないといいますね

## 結論から先に

- わが国の40歳以上の成人において，慢性閉塞性肺疾患（COPD）の有病率は10〜20％程度です（図1）[1,2]．喫煙者に限るともっと有病率は高くなると考えられます．
- COPDの多くは，タバコ関連疾患（表1）や加齢性疾患（骨粗鬆症など）を合併します．
- COPDが進行すると慢性呼吸不全の状態となり，生活の質（QOL）の著明な低下に至ります．その個人的・社会的損失は甚大です．
- 禁煙には推奨されている方法があります．
- 結論として，禁煙をお勧めします．医療関係者の方々は，身近にいる方に禁煙を勧めましょう．

## 具体的にどうするか？

- 「喫煙しなくともCOPDになる」「喫煙してもCOPDにならない人もいる」という言い訳はよく聞かれます．個人レベルでは，上記の発言は必ずしも誤りとはいえません．
- しかし，タバコ関連疾患はCOPD以外にも癌や動脈硬化性疾患など数多くあります．予防医学におけるハイリスク・アプローチの考え方に基づくと，すべての医療者は，機会があれば禁煙指導を行うべきです．
- また，喫煙は周囲の人へ受動喫煙させることとなり，倫理的に問題となります．「健康日本21」では，職場や医療現場での受動喫煙0％を目指しています．

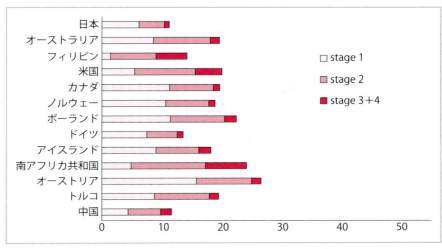

**図1 COPDの有病率：BOLD Study と NICE Study の結果より**
COPDの有病率はBOLD Study[1]や日本のNICE Study[2]で調査され，非喫煙者も含んだ人口の約10〜20％程度といえる．
日本はNICE Study，その他のデータはBOLD Studyより抜粋．

(Buist AS, et al.：International variation in the prevalence of COPD (the BOLD Study)：a population-based prevalence study. Lancet **370**：741-750, 2007/Fukuchi Y, et al.：COPD in Japan: the Nippon COPD Epidemiology study. Respirology **9**：458-465, 2004 より改変し引用)

**表1 タバコ関連疾患**

| 臓器・領域 | 疾患名 |
| --- | --- |
| 内分泌・代謝系 | 糖尿病，骨粗鬆症 |
| 呼吸器系 | 肺癌，慢性閉塞性肺疾患（肺気腫と慢性気管支炎），喘息 |
| 耳鼻科領域系 | 喉頭癌，聴力障害 |
| 心臓・血管系 | 狭心症，心筋梗塞，高血圧，動脈硬化 |
| 消化器系 | 食道癌，胃癌，膵臓癌，肝臓癌，胃十二指腸潰瘍，胃食道逆流症（GERD） |
| 精神・神経系 | ニコチン依存症，脳梗塞，Parkinson病 |
| 泌尿・生殖器系 | 膀胱癌，早産，流産，周産期死亡，先天性奇形 |
| 口腔外科・歯科系 | 口腔癌，歯周病，口臭，口内炎 |

- 禁煙は他の健康行動の変容を促す場合と同様，「無関心期」→「関心期」→「準備期」→「実行期」→「維持期」のどの時期かを考えながら行う必要があります[3,4]（図2）．

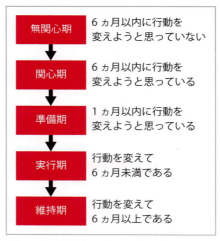

**図2 行動変容ステージモデル**

表2 「5Aアプローチ」と「た・ち・つ・て・とアプローチ」

| 英語（5A） | 意味 | 日本語（たちつてと） | |
|---|---|---|---|
| Asking | 患者に喫煙状態を聞く | 尋ねる | た |
| Advice | 禁煙をアドバイスする | 忠告する | ち |
| Assess | 禁煙のやる気を評価 | 「つもり」を確かめる | つ |
| Assist | 禁煙を補助 | 手伝う | て |
| Arrange | 次の外来をアレンジ | 取り決める | と |

- 患者さんが関心期であるかどうか知るためのツールとして，「5Aアプローチ」「た・ち・つ・て・とアプローチ」があります（**表2**）．いずれにせよ，外来管理を開始し，常に寄り添う姿勢を見せることが重要です[3]．
- 関心期の患者さんに対しては，以下のことが重要です．

①禁煙支援のリソースとアクセスができるように配慮します．
②「禁煙開始日」を設定する．2週間以内とします．
③禁煙開始日から3〜7日後ぐらいに外来を設定します．
④その後も約1ヵ月間隔で外来を設定します．
⑤禁煙成功・失敗関係なく，外来通院を継続してもらいます．

- ニコチン補充療法（パッチやガム）や薬物療法は，実行期に補助的に用います．
- 実際には，カウンセリングの際は動機づけ面接（motivational interviewing）を行います．

## なぜ考え方が変わったか？

- タバコはもともとアメリカ原住民が使用していましたが，15世紀末，コロンブスにより世界に広められました．当初，タバコは薬草としてとらえられ，のち嗜好品として流行しました．健康上有害と認識されるようになるのは，まだ先の話です．
- 1950年代から2000年頃にかけて，肺癌やCOPDなどの複数の疾患と喫煙との関連が示されました．
- アイルランドでは2004年，世界で初めて職場の禁煙が導入されました．
- 英国でも2007年より職場の禁煙が始まり，健康上好ましい，というデータが数多く報告されています．

## この出来事がブレークスルー

- 日本では，一定の基準を満たす場合に禁煙治療への保険適用が認められました．また，2006年よりニコチン依存症管理料の算定や，ニコチンパッチなどの処方への保険適用が開始され，2008年からはバレニクリンが保険収載されました．
- 健康日本21では，禁煙に関して表3のような目標が設定されています．受動喫煙，未成年者，妊婦の喫煙をなくしましょう．

## 疫学的なデータで言えば

- 日本人の各リスク因子の非感染性疾患による死亡への寄与を調査した研究では，喫煙は男性で1位（図3），女性で2位でした[4]．

表3 健康日本21（第二次）：喫煙に関する現状と目標

|  | 2010年 | 2022年（目標） |
|---|---|---|
| COPD | 認知度 25% | 認知度 80% |
| 成人の喫煙率 | 19.5% | 12% |
| 未成年 | 中学1年生　女 0.9%　男 1.6%<br>高校3年生　女 3.8%　男 8.6% | 0% |
| 妊婦 | 5.0% | 0% |
| 受動喫煙の場 | 行政機関　16.9%<br>医療機関　13.3%<br>職場　　　64%<br>家庭　　　10.7%<br>飲食店　　50.1% | 行政機関　0%<br>医療機関　0%<br>職場　　　受動喫煙のない職場<br>家庭　　　3%<br>飲食店　　15% |

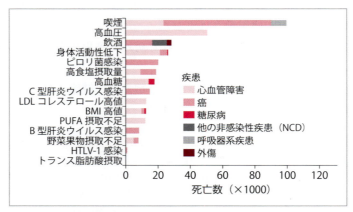

図3　日本人（男性）の各リスク因子の非感染性疾患による死亡への寄与
(Ikeda N, et al. : What has made the population of Japan healthy? Lancet 378 : 1094-1105, 2011 より改変し引用）

## こんな患者さんがいました

### 症例10　気道症状（咳・痰）を訴え受診した非喫煙COPDの症例

58歳，女性．咳・痰など慢性の呼吸器症状の精査・加療目的で受診．55歳まで中国の内陸部にいましたが，息子の日本への留学と就職を機

に来日・移住しました．喫煙歴はありません．呼吸機能検査では一秒率（FEV$_1$/FVC）が68％と低下しており，定義上「COPD」と診断しました．CTでは気道壁の肥厚像を認めましたが，low attenuation areaは認めませんでした．

- この症例では本人が日本語を話せず，付き添いの息子さんの日本語も今一つで，当初なぜ低肺機能なのかはわかりませんでしたが，後日通訳が来て詳細な問診をしたところ，「排気の悪い屋内で薪を使用して炊事を行っていた」とのことで，バイオマス燃焼産物曝露によるCOPDと考えられ，COPDに準じて治療を行いました．
- このように，先進諸国では男性労働者の疾患であるイメージが強いCOPDですが，アジアでは主婦のほうがかかりやすい疾患ともいえるかもしれません．

## Take Home Message

- 喫煙は，COPDだけでなく，癌や動脈硬化，加齢性疾患の原因となります．
- 禁煙は必須の健康増進行動です．
- 医療関係者・保健福祉関係者は，喫煙者が禁煙できるような体制を構築する必要があります．
- 受動喫煙をなくしましょう．

### 文 献

1) Buist AS, et al. : International variation in the prevalence of COPD (the BOLD Study) : a population-based prevalence study. Lancet **370** : 741-750, 2007
2) Fukuchi Y, et al. : COPD in Japan: the Nippon COPD Epidemiology study. Respirology **9** : 458-465, 2004
3) 和田裕雄，滝澤 始：禁煙と禁煙指導．アレルギーの臨床 **32** : 1299-1304, 2012
4) Ikeda N, et al. : What has made the population of Japan healthy? Lancet **378** : 1094-1105, 2011

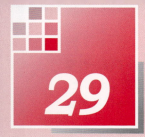

# 29 関節リウマチの治療経過中に肺陰影が出現したら？

## 結論から先に

- 関節リウマチ（RA）の治療中に咳の自覚症状を訴え，胸部単純X線で新たな陰影が出現した場合，原因はいくつか考えられます．
- 原因のなかには，そのままにしておくと生命に危険を及ぼすものもあるので注意が必要です．
- そのため，早急に原因鑑別をして治療法を決定しなければなりません．

## どのような原因が考えられるか？

- 近年，RAの治療は劇的に進歩しており，免疫抑制薬のメトトレキサート（MTX）が治療の中心的薬剤です．さらに，RAの炎症の中心的役割を果たしていると考えられるTNFα，インターロイキン6（IL-6）を選択的に抑制する抗体製剤（生物学的製剤）も治療の中心的存在となりつつあります．
- 以上の状況から，RAの患者さんは日和見感染症や薬剤性肺障害を併発するリスクが高くなっています．
- 鑑別診断は，大きく分けて感染によるもの，薬剤によるもの，RAの固有病変の3つに分類されます．

## 細菌性肺炎には常に注意します

- RAに特徴的なこととして，日常生活動作（ADL）の低下，気管支拡張症などの既存肺病変の存在，免疫抑制療法などで一般的に細菌

性肺炎になりやすいことが知られています．
- リスク因子としては，高齢，既存の肺病変，副腎皮質ステロイド内服，生物学的製剤の使用，糖尿病などがあります．
- 発熱・咳・痰などとともに胸部単純X線上，区域性の浸潤影などを認めた場合に疑います．起因菌は肺炎球菌（*Streptococcus pneumoniae*），緑膿菌（*Pseudomonas aeruginosa*），インフルエンザ菌（*Haemophilus influenzae*）などがあります．また，生物学的製剤使用時には，レジオネラ菌感染も念頭に入れます．

## 日和見感染症を見落とさない

- 代表的な日和見感染症として，抗酸菌感染症（結核と非定型抗酸菌症）とニューモシスチス肺炎があります．生物学的製剤の導入により，結核の相対危険率の上昇が報告され，導入前には結核感染のスクリーニングが必須となり，潜在性結核感染症の場合はイソニアジドの予防投与が行われます．
- 生物学的製剤使用中の結核の特徴は，肺結核以外に，肺外結核（リンパ節結核，粟粒結核）の併発頻度が高いことです．通常の結核のように上肺野の浸潤影・結節影・空洞性病変などを認めますが，空洞形成は比較的少ないとされます．粟粒結核では，全肺野に小粒状の粟粒影を認めます．粟粒結核は診断が困難で，不明熱のみで経過することがあるので注意が必要です．
- 非定型抗酸菌症の典型的な陰影は，気管支拡張と末梢の小葉中心性の粒状影・分枝状影，空洞性病変などですが，RA固有病変である末梢気道病変との鑑別が困難な場合があります．
- 診断のために，画像所見に加え，喀痰培養・胃液培養を繰り返すことが必要です．診断がつかない場合は気管支肺胞洗浄液の培養検査も行います．
- 非定型抗酸菌症と診断された場合は，原則，生物学的製剤は禁忌となっています．
- ニューモシスチス肺炎は，HIV感染者などに併発する日和見感染で，

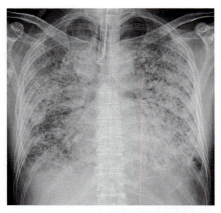

**図1 ニューモシスチス肺炎の胸部単純X線写真**
全肺野に及ぶ浸潤影およびすりガラス陰影を認める．

- 真菌の一種である *Pneumocystis jirovecii* が原因菌です．
- 免疫抑制薬・中程度以上のステロイド・生物学的製剤使用下における38℃以上の発熱，比較的急性に出現する息切れなどの呼吸器症状を認めた場合にはその可能性を疑い，早急に精査を行います．
- 胸部単純X線および胸部CT上，両側にびまん性の粒状影・すりガラス陰影を認めます（図1）．胸部単純X線ではっきりしない場合もあるため，胸部CT（HRCT）も施行する必要があります．

## 薬剤性肺障害では，MTXによるものが重要です

- RA治療に用いる薬剤の多くは肺障害をきたしますが，なかでもMTX肺炎が有名です．原因薬剤としてMTXのほか，ブシラミン，レフルノミド，タクロリムス，生物学的製剤などがあります．
- 高齢，喫煙歴，腎機能障害，既存の肺病変などがリスク因子です．
- 臨床的にはびまん性肺胞傷害（diffuse alveolar damage：DAD），肺水腫，胸水，器質化肺炎など多彩な病態をとります．薬剤開始時期などの病歴聴取および他の原因の除外が重要です．
- MTX肺炎は用量非依存性で，薬剤開始後1年以内の発症例が多い

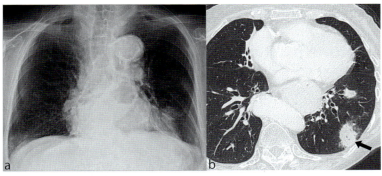

**図2　MTX によるリンパ増殖性疾患**
a：胸部単純 X 線写真，b：胸部 CT 写真．
内部が部分的に気管支透亮像を伴った結節性の浸潤影および周囲のすりガラス陰影を認める（矢印）．

とされていますが，長期投与例でも発症するので注意を要します．
- 38℃を超える発熱とともに息切れ，呼吸困難，空咳が出現します．画像では，両肺野に多発性すりガラス陰影・浸潤影を認め，典型的には汎小葉性にモザイクパターンを示すとされていますが，他の薬剤性障害と同様に多彩な所見をとることがあります．
- MTX 投与中に多発結節影や不規則な浸潤影などが出現した場合は，免疫抑制療法関連リンパ増殖性疾患の可能性も考える必要があります（図2）．

## RA の固有病変についても念頭に入れておきます

- RA では関節外病変をきたすことが知られていますが，肺病変としては，大きく分けて気道病変（気管支拡張症，細気管支炎など），胸膜炎，間質性肺炎（interstitial pneumonia：IP）があります．
- そのなかでも，IP は RA の生命予後のリスク因子として重要です．
- 特発性間質性肺炎の病理組織学的分類に基づくと，通常型間質性肺炎（usual interstitial pneumonia：UIP），非特異的間質性肺炎（non-specific interstitial pneumonia：NSIP），器質化肺炎（organizing pneumonia：OP）（図3），リンパ球性間質性肺炎（lymphocytic

interstitial pneumonia：LIP），DAD およびその混在した所見をとります．
- 基本的に慢性に経過する症例が多いのですが，何らかのきっかけで急性増悪をきたすことがあり，その場合は予後不良であることが多いので注意が必要です（図4）．

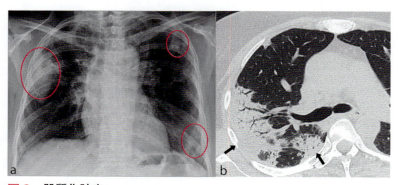

**図3　器質化肺炎**
a：胸部単純 X 線写真，b：胸部 CT 写真．
両肺野末梢を中心に，多発する気管支透亮像を伴った斑状の浸潤影を認める（○，矢印）．

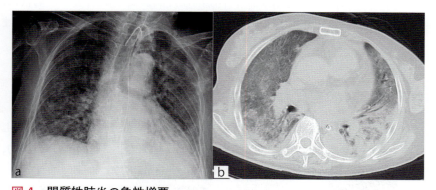

**図4　間質性肺炎の急性増悪**
a：胸部単純 X 線写真，b：胸部 CT 写真．
両肺野びまん性にすりガラス陰影を認め，左肺底部背側には浸潤影を伴っている．

## こんな患者さんがいました

**症例11** MTX導入後,発熱・咳・息切れで受診した関節リウマチ（RA）症例

65歳,女性.主訴:発熱・咳・息切れ.現病歴:他院で加療されていたRAの患者さんです.関節の炎症が残存していたため,MTXを開始しました.関節症状は改善傾向でしたが,2ヵ月後,38℃台の発熱,咳,労作時の息切れが出現しました.体温38.1℃,$SpO_2$ 92%（室内気吸入下）.両肺野に捻髪音をわずかに聴取しました.CRP 15.7 mg/dL,KL-6 644 U/L,β-Dグルカン 4.0 pg/mL.各種培養検査は陰性.胸部単純X線および胸部CT上,全肺野に淡いすりガラス陰影を認めました（図5）.病歴,血液・培養検査などからMTX肺炎を考えMTXを中止し,mPSLパルス,後療法としてPSL 40 mg/日で,呼吸症状は徐々に改善しました.
診断:MTX肺炎.

- 実際の臨床では,RAの加療中に陰影が出現した場合,その鑑別に苦慮することがあります.そのなかで大事なことは,患者さんに肺病変のリスクについてよく理解していただき,変化があった場合に

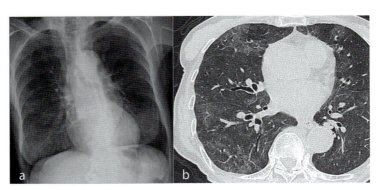

**図5 MTX肺炎**
a:胸部単純X線写真,b:胸部CT写真.
両肺野びまん性に濃淡のある淡いすりガラス陰影を認める.

早めに連絡をいただくこと，定期的に胸部単純X線検査，CT検査をしておくこと，陰影出現時には，病歴，診察所見，血液・培養検査ならびに画像所見を総合的に判断して鑑別診断を行うことなどです．

 **Take Home Message**

- RAの治療中に肺陰影が出現した場合には，感染，薬剤性およびRAの固有病変を念頭に置きます．
- 治療が遅れたり，診断が正しくないと生命に危険が及ぶ場合があるので，鑑別診断を迅速かつ正確に行い，治療を開始します．

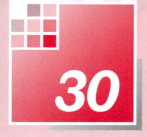

# 30 舌下免疫療法が保険適用になったそうですね

## 結論から先に

- 舌下免疫療法は，スギ花粉症とダニアレルギーが原因の鼻炎に対して保険適用となりました．現在（2017年8月），気管支喘息に対してはダニ皮下免疫療法のみが適応となっています．
- 今のところ，アレルギー疾患の治療法のうち，長期寛解の獲得や新規感作の抑制ができる可能性のあるものは，舌下免疫療法を含むアレルゲン免疫療法のみです．
- 舌下免疫療法はアナフィラキシーショックなどの重篤な全身副反応を引き起こしにくいのですが，局所反応の頻度は高いです．
- 2017年9月，スギ特異的免疫療法舌下錠が認可されました．これまでの液体の薬剤は12歳以上が対象年齢でしたが，本剤では5歳以上となったことから，今後の発展および喘息への適応拡大も期待されます．

## 適応と禁忌は？

- 基本的に，適応はスギ花粉またはダニが原因抗原となるアレルギー性鼻炎症状の陽性患者さんです．
- 適応と禁忌を表1[1)]に具体的にまとめました．
- 筆者の経験から，舌下免疫療法は治療アドヒアランスの良し悪しがすべてと考えます．患者さんの興味本位や理解不足のなかで治療を開始しても，症状のあるなしにかかわらず連日薬剤を用いる治療のため治療が継続しません．本療法は3～4年継続したあとに長期寛解が得られるものであり，医師による治療開始前のしっかりとした説明と患者さんの理解がもっとも重要です．

表1 舌下免疫療法の適応と禁忌

| 適応 | 禁忌 |
|---|---|
| ①一般的な薬物療法では効果が不十分である場合<br>②一般的な薬物療法により眠気，湿疹などの有害反応のある場合<br>③長期間にわたり薬物療法を施行しており，長期寛解を得ることを希望する場合<br>④皮下免疫療法施行にて全身性副反応が生じた場合や，注射を希望されない場合 | ①有害反応への対応の際，問題がある場合<br>・心疾患を有し，エピネフリンの投与が危険な患者（β遮断薬を使用している場合など）<br>・治療開始時に妊娠しているか，もしくは近い将来妊娠を希望する患者<br>②既存の疾患への安全性が懸念される場合<br>・不安定な重症喘息を合併する患者：$FEV_1$が70％未満など，悪性腫瘍，自己免疫疾患，免疫不全症，重症心疾患，急性および慢性感染症<br>③治療効果が望めない場合<br>・全身ステロイド薬の長期連用中や，治療アドヒアランスが悪いと予想される患者 |

〔日本鼻科学会（編）：アレルギー性鼻炎に対する舌下免疫療法の実際と対応，日本鼻科学会，p21，2013 より引用〕

## アレルギー性鼻炎とその問題点は？[2]

- 本邦において，アレルギー性鼻炎全体の有病率は40％弱という驚異的な数字に達しているともいわれています．
- アレルギー性鼻炎の症状は水様性鼻漏，発作性のくしゃみ，鼻閉を3主徴としますが，スギ花粉症は眼や鼻のかゆみ，のどのイガイガなどさまざまな症状を併発します．有病率の増加とともに，これらの症状が著しくQOLを低下させることが問題です．
- I型アレルギーであるため，原因となる抗原が存在し，それに対するIgE mediated processとして肥満細胞の脱顆粒などが関与し，過剰な免疫応答を引き起こします．ヒスタミン$H_1$受容体拮抗薬やロイコトリエン受容体拮抗薬（LTRA）および鼻噴霧用ステロイド薬が対症療法として用いられることが多いですが，効果が不十分のこともあります．
- 治療の基本は原因抗原の回避・除去であり，さらに根本的な長期寛解を得られる可能性のあるものとしてアレルゲン免疫療法があります．

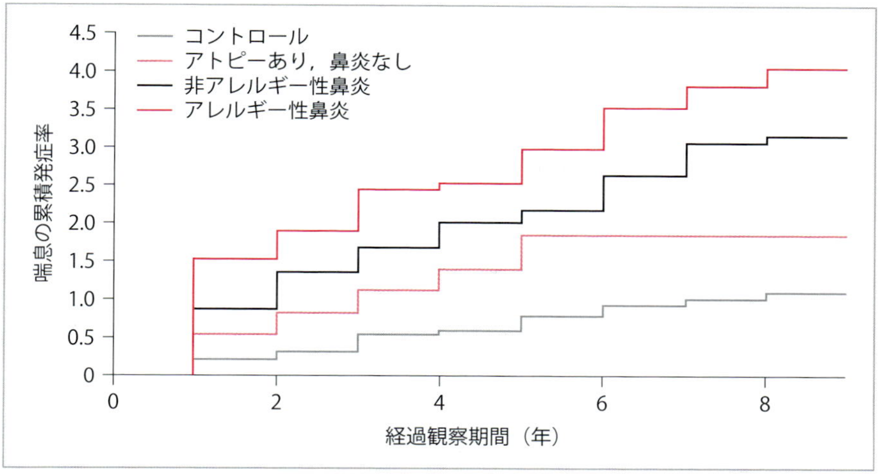

**図1 アトピー，鼻炎および喘息の関係**
(Shaaban R, et al. : Rhinitis and onset of asthma: a longitudinal population-based study. Lancet **372** : 1049-1057, 2008 より引用)

## アレルギー性鼻炎と気管支喘息の関連は？

- 両疾患の併発率が高く，共通の薬剤が効果を示すこと，また上気道と下気道の解剖学的類似性の高さから，一つの気道に一つの疾患，いわゆる"one airway, one disease"という概念が提唱されています．
- アレルギー性鼻炎と気管支喘息には共通のリスク因子としてダニなどの吸入抗原が存在し，両疾患の重症度は相関しますが，アレルギー性鼻炎は喘息の増悪因子であり，鼻炎から喘息により多くの影響が及びます．
- アトピーが存在しなくとも，鼻炎が成人発症の喘息に大きく関与することも報告されています．鼻炎を改善することは，下気道の炎症である喘息には有用です（図1）[3]．

## 舌下免疫療法の実際の意義と施行に際して

- 年々増加傾向にあるアレルギー性鼻炎のなかで，スギ花粉症の発症

- は低年齢化しています．
- ダニはいわゆるアレルギーマーチの原因抗原の一つとして，将来の成人喘息につながります．
- 舌下免疫療法は，文字どおり免疫療法であることとアレルギー性鼻炎の気管支喘息に対する影響を踏まえて，できるだけ若い年齢から施行することが望ましいと考えます．
- 広く普及させるには，適応がある患者さんに対しかかりつけ医も積極的に施行し，小児科専門医，呼吸器内科医，アレルギー専門医，耳鼻咽喉科専門医が連携していくことも必要です．
- 施行するには，①関連学会主催の「舌下免疫療法講習会」の受講またはアレルゲン免疫療法 e-learning を受講・e テスト合格，②各社製品適正使用 e-learning 受講・e テスト合格，③処方医療機関が緊急時対応可能であることの確認および登録が必要条件であり，適応や禁忌，容認性に関しての十分な理解が重要です．

---

 **Take Home Message**

- ◆ 現在の舌下免疫療法の保険適用は，スギ花粉症およびダニアレルギー性鼻炎です．
- ◆ アレルギー性鼻炎と気管支喘息との関連から，鼻炎の長期寛解を得ることや新規感作を抑制できる可能性のある舌下免疫療法は，気管支喘息のコントロールをより改善することにつながります．
- ◆ 今後，ますますこの治療が普及することが期待され，さらに適応の低年齢化と気管支喘息における保険適用が望まれます．

## コラム　アレルゲン免疫療法の歴史あれこれ

- アレルゲン免疫療法は減感作療法ともよばれていました．しかしながら，アレルゲン免疫療法を施行しても原因抗原の感作が減弱したり消失することは少ないので，減感作療法という表現は適切ではないようです．現在は，1995年にWHOが示した免疫療法の指針のなかの「immunotherapy」から，「アレルゲン免疫療法」の名が用いられています．
- 初めての舌下免疫療法は，1900年Curtisにより行われました．花粉症患者さんの口の中に花粉抗原液を投与し，症状が緩和したという結果が得られています．その後，1911年にNoonらが，花粉抽出物の皮下注射を花粉症患者に施行し，抗原に対する反応が大幅に減少もしくは完全に排除されたとLancet誌にて発表しました．舌下免疫療法はその後，ヨーロッパを中心に経験的な臨床症状の改善のもと施行され，発展してきました．
- おもなものは花粉抽出物やダニ抗原を用いた皮下免疫療法でしたが，頻回の通院，皮下注射による痛みや，まれではありますがアナフィラキシーショックを引き起こす可能性もあり，本邦では大きく発展していません．
- 舌下免疫療法は，皮下免疫療法の弱点を克服した治療方法といえます．患者さん自身が一般的な薬剤と同様に家で治療（服薬）を行い，痛みを伴わず，有害反応も重篤なものはほぼ皆無と考えられています．

### 文　献

1) 日本鼻科学会（編）：アレルギー性鼻炎に対する舌下免疫療法の実際と対応，日本鼻科学会，p21, 2013
2) 鼻アレルギー診療ガイドライン作成委員会（編）：鼻アレルギー診療ガイドライン—通年性鼻炎と花粉症—2016年版（改訂第8版）．ライフ・サイエンス，東京，2015
3) Shaaban R, et al. : Rhinitis and onset of asthma: a longitudinal population-based study. Lancet **372** : 1049-1057, 2008

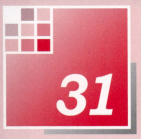

# 31 気管支喘息か COPD か わかりにくいときは？

## 結論から先に

- 実際の臨床現場では，鑑別診断に迷うケースが多いです．
- 高齢発症の気管支喘息を慢性閉塞性肺疾患（COPD）と厳密に区別するのは困難です．したがって COPD 治療中には，喘鳴聴取できるか，小児喘息の既往があるか，家族歴，夜間や早朝の発作など喘息の要素も意識しながら治療します．
- いわゆる COPD と気管支喘息のオーバーラップ症候群が，asthma-COPD overlap syndrome（ACOS）として最近注目されています．GINA（Global Initiative for Asthma）などのガイドラインでも解説されています．合併の割合は 10 ～ 30％といわれます．

## まず問診を行う

### 1 診察時に簡便にチェックすべき事項
—気管支喘息の合併を確認するために

- 何歳ごろから症状が出始めたか？ COPD は 60 歳以降の重喫煙患者に多く，わが国ではそれ以前の年代での発症は早すぎるため，咳息合併が疑われます．なお労作時の呼吸困難（息切れ）は，COPD に多くみられる症状です．
- 深夜・早朝に咳込み中途覚醒する，季節変動や家族歴の存在などがあれば，喘息合併を疑います．

### 治療薬の選択は？

- COPD 維持療法の第一選択薬は，吸入長時間作用性抗コリン薬（LAMA）です．COPD 単独の場合には，まず吸入 LAMA を選択します．もし気管支喘息の要素を合併する場合には，吸入気管支拡張薬に吸入ステロイド薬（ICS）を併用します．また，1 年間に増悪を繰り返し，生命予後が不良な群では ICS の使用が勧められます．
- COPD 増悪時の治療 ABC に準じて A：antibiotics（抗生剤），B：bronchodilator〔吸入気管支拡張薬の LAMA／長時間作用性 $\beta_2$ 刺激薬（LABA）配合剤など〕，C：corticosteroid（ステロイド薬）（1 週間程度）が必要な場合もあります．当院内科が使用する COPD 治療の指標に，リハビリや肺炎球菌ワクチンを盛り込んだ指針がありますのでご紹介します（表 1）．
- 喘息か COPD か迷う症例としては，以下の 3 つの場合が考えられます．

①気管支喘息か COPD かわかりにくい場合：喫煙歴，CT 画像から肺気腫を認め，治療中に喘鳴などの症状や血中好酸球増多などから気管支喘息合併を疑う場合，小児喘息の既往，家族歴，夜間〜早朝の発作などから合併を疑う場合など．
② COPD・喘息どちらか一方のみ発症している場合．
③ COPD からの移行例の場合．

表 1　AECOPD を用いた診療バンドル（AECOPD-BundleS）

- A：Antibiotics
- E：Early Rehabilitation and Nutrition
- C：Corticosteroid
- O：Oxygen therapy
- P：Pneumococcal vaccination
- D：Drug education/Reconciliation
- Bundle：Bronchodilator
- S：Smoking secession

（当院内科による作成資料より引用）

## 1 気管支喘息か COPD かわかりにくい場合

- COPD 治療薬の吸入気管支拡張薬に，ICS を加えることを考えます．
  - ①吸入 LABA + ICS，②吸入 LAMA + ICS，③吸入 LAMA/LABA 配合剤に ICS を併用する，いわゆるトリプルセラピー（3 剤併用療法）などです．
    肺炎など感染リスクを考え，高用量 ICS の長期連用は避けます．肺気腫が明らかで，かつ安定した場合には思い切って ICS をいったん中止し，LAMA など気管支拡張薬のみで治療するという選択肢もあります．
  - NEW ENGLAND JOURNAL of MEDICINE に，気管支拡張薬のみを残し，ICS を漸減して休薬する群と ICS 併用を継続する 2 群を比較した報告[1]（WISDOM Clinical Trials）があります．この報告で，ICS を継続使用することによる増悪頻度のリスク回避は確認できませんでした．また，むしろ感染リスクが上昇する可能性があります．一方，ICS 継続使用のメリットとしては呼吸機能改善があります．
  - 以上より，増悪などの際には必要に応じて ICS を上乗せして治療する必要があります．逆に呼吸機能改善が確認された症例や慢性安定期には，ICS の併用を控えます．ICS を長期に使用する際には，高用量からの減量や，脂溶性ステロイドから水溶性ステロイド薬への移行も考慮します．

## 2 COPD 単独の場合

- 第一選択薬の基本は吸入 LAMA です．なお，吸入 LABA も選択可能です．
- エビデンス（増悪予防，呼吸機能改善，QOL の改善）が豊富な吸入 LAMA の使用を考えます．また COPD 患者さんには高齢男性が多く，吸入 LAMA 使用による前立腺肥大の悪化で尿閉，尿路感染症をきたすこともあります．吸入 LABA は，わが国のガイドライ

ンでは吸入 LAMA と同じく第一選択薬です．ただし，低カリウム血症や心房細動の合併がないかの確認が必要です．
- 最近，GOLD（Global Initiative for Chronic Obstructive Lung Disease）2017 年電子版が公開されました．以前は重症 COPD では ICS の継続使用のみ記載されていましたが，改訂版では ICS の休薬や，気管支拡張薬の LAMA + LABA 配合剤のみを継続という選択肢も記載されました．「呼吸機能改善が確認され，安定と判断したら，いったん ICS を休薬する」「臨床症状をみながら ICS 再開を検討する」という選択肢が入りました．
- 2017 年電子版では，GOLD 分類 B（増悪リスクは低いが自覚症状が強い症例）に該当する患者さんに配合剤を使用する従来のアプローチに加えて，分類 C（増悪リスクは高いが自覚症状の弱い症例）に対しても配合剤を使用することが推奨されています（図 1）[2]．配合剤の守備範囲が広がりました．
- FLAME Clinical Trials[3] では，重症度を問わない COPD 増悪の予防的治療として，LABA + ICS レジメと LABA + LAMA レジメを比較しています．後者が増悪発生率の低下について有利な結果となりました．

## 3 ACOS（喘息＋COPD）の可能性が高い場合

- 基本的に p.200「1 気管支喘息か COPD かわかりにくい場合」に準じて ICS を併用する治療を行うことになります．
- COPD が明らかに存在する場合には，まずは吸入 LAMA + LABA で治療を開始してみます．前述の「1 気管支喘息か COPD かわかりにくい場合」の治療を参考に，喘息の要素が合併していることを常にセルフチェックしてみることが大切です．

### 個人的な経験から言えば

- 重症喘息に用いるヒト化抗 IL-5 モノクローナル抗体製剤であるメ

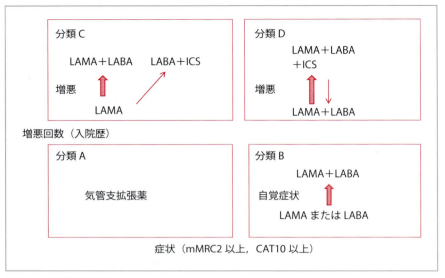

**図1 GOLD2017**
〔GOLD電子版より改変し引用（http://goldcopd.org/gold-2017-global-strategy-diagnosis-management-prevention-copd/）〕〔参照 2017-10-16〕

ポリズマブは，その機序から血中好酸球数を減少させるため，血中好酸球増多症例に有効です．もちろんヒト化抗ヒトIgEモノクローナル抗体製剤であるオマリズマブはIgE値上昇例に適応がありますが，筆者らは末梢血好酸球数の上昇例でオマリズマブ有効例があることをアレルギー学会で報告しました[4]．そういう意味からも，ACOSでも有用な可能性があります．

- 気管支喘息と同様に，血中好酸球数・好酸球分画でCOPDに対してのICS反応性を予測できることが知見として得られており，レスポンダーで末梢血好酸球分画5％前後など具体的な指針が待たれます．現在，3％では反応性が予測されなかったというデータ[5]があります．個人的には分画3〜5％前後，血中好酸球数300〜500前後を目安にICS使用を考えます．ただし，血中好酸球数自体とても変動が大きく，またCOPD増悪時も好酸球数が上昇することが知られています．好酸球が上昇した場合にはICS使用の根拠となります．

- 気道の好酸球性炎症を非侵襲的に，呼気 NO でモニターすることが保険診療で可能となりました．呼気 NO が上昇する場合には，ICS を使用する根拠になると考えます．その他，気管支喘息の検査で広く使われる喀痰中好酸球数，血中 ECP（eosinophil cationic protein）値（保険適用外）も，好酸球性炎症の強さの指標となります．

## こんな患者さんがいました

### 症例 12　吸入デバイスが合わず，薬剤をうまく吸入できない症例

60代，男性．近医でドライパウダー式吸入 LAMA ＋ LABA 配合剤であるアノーロ®を処方したものの息切れなどの自覚症状に全く改善がみられず，また心疾患は否定されたため，当院呼吸器内科に紹介されました．

ACOS を念頭に，オルベスコ 200 $\mu$g インヘラーを夜に 1 吸入追加して経過観察中でした．次の来院時も全く改善せず，苦しいと訴えていましたが，筆者が当直の夜，所轄警察署からこの患者さんの最近の通医状況についての問合せがありました．大変残念ですが，在宅死亡で発見されたとのことでした．

原因のすべてが吸入薬の選択にあるとはいえません．しかし，COPD 患者さんのように，固定した低い吸気流速しか期待されない場合はドライパウダー式は不向きです．ソフトミストネブライザー式製剤であるスピオルトレスピマット®が有用でしょう．もちろん，院外薬剤師の方を巻き込んで吸入指導を行うことも大変重要です．

### 症例 13　選択性の低い $\beta$ 遮断薬が開始され喘息様症状が出現した COPD 症例

70代，男性．選択性の高い $\beta$ 遮断薬に変更して，喘息様症状が改善しました．今回もしも気道過敏性試験を行っていたら，気道過敏性亢進を確認できたかもしれません．

### 症例14 他院からCOPD患者としてリハビリテーション目的で紹介された症例

60代，男性．LAMAにさらにICS/LABAを併用し，十分な吸入治療を行っても労作時息切れが強く，ゴルフの際に坂道で呼吸が苦しくなるというケースです．喫煙歴と労作性呼吸困難があるためCOPDが疑われ紹介されましたが，胸部CTでは明らかな気腫病変がみられませんでした．

このため，気腫性変化を認めない末梢気道のリモデリング病変が優位なCOPD，もしくは高齢喘息を疑いました．

肺機能検査でも肺拡散能低下を認めず，循環器受診で心疾患なし，肺気腫もなく，喫煙や喘息長期罹患による末梢気道のリモデリングが進んだ症例と判断しました．今後は専門医療機関での気管支鏡を用いた新しい治療法である気管支サーモプラスティ（BT）の適応があるのかのコンサルトも検討中です．しかし，末梢気道リモデリングに対しては即効性は期待できないかもしれません．

## 専門医にコンサルトするタイミングやチェックしておくべき項目

- 各種問診表（IPAGなど）の使用：問診票が使用されています．息切れ，長期の喫煙歴，年齢，男性などCOPDのスクリーニングができます．CAT（COPDアセスメントテスト），mMRCを用い，COPDが健康と日常生活に与える影響を評価します．
- 合併症の評価：胃潰瘍，高血圧，閉塞性動脈硬化症（ASO），心疾患，肺癌など悪性腫瘍の合併など．
- やせやフレイルの評価：BMI，栄養状態，アルブミン値，筋肉量の推測．
- 体重減少・疲れやすい・歩行速度の低下・握力の低下・身体活動量の低下など簡便なスクリーニングでフレイルを早期発見し介入すれば，予後改善が期待されます．

###  Take Home Message

- COPD の治療中には，気管支喘息合併の可能性も考えながら治療を行います．
- 重症 COPD 例でも，呼吸機能改善が確認できたらいったん ICS を休薬・減量します．
- 臨床症状を観察し，ICS を併用するかを決めるなどの選択肢があります．
- 血中好酸球数や呼気 NO 値の経過を追跡し，ICS 使用の判断材料とします．

### 文　献

1) Magnussen H, et al.：Withdrawal of inhaled glucocorticoids and exacerbations of COPD. N Engl J Med **371**：1285-1294, 2014
2) GOLD 電子版（http://goldcopd.org/gold-2017-global-strategy-diagnosis-management-prevention-copd/）［参照 2017-10-16］
3) Wedzicha JA, et al.：Indacaterol-Glycopyrronium versus Salmeterol-Fluticasone for COPD. N Engl J Med **374**：2222-2234, 2016
4) 金　俊行，ほか：P26-1 Omarizumab の当院使用例の臨床的検討（P26 抗 IgE 抗体，ポスター，第 60 回日本アレルギー学会秋季学術大会）．アレルギー **59**：1468, 2010
5) Watz H, et al.：Blood eosinophil count and exacerbations in severe chronic obstructive pulmonary disease after withdrawal of inhaled corticosteroids：a post-hoc analysis of the WISDOM trial. Lancet Respir Med **4**：390-398, 2016

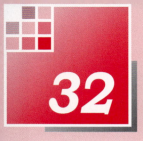

# 32 肺炎球菌ワクチンは誰にいつどれを？

## 結論から先に

- 高齢者に対する肺炎球菌ワクチン接種は，有効な予防手段です．
- 沈降13価肺炎球菌結合型ワクチン（PCV13：プレベナー13®）と23価肺炎球菌多糖体ワクチン（PPSV23：ニューモバックス® NP）の2種類があります．
- 米国ではPCV13とPPSV23の連続接種を推奨していますが，臨床データのエビデンスは不足しており，今後のデータの蓄積が待たれます．
- わが国では2014年10月より65歳以上の高齢者に対しPPSV23が定期接種化されました．したがって，PPSV23の接種が基本となります．

## 具体的にどうするか？

- PCV13とPPSV23の使い分けについては，臨床データのエビデンスは不足しており，今後の研究課題です．まず，PCV13とPPSV23の日本における添付文書上の接種対象者を確認してみましょう．

PCV13：プレベナー13®
- 65歳以上の高齢者
- 2ヵ月以上6歳未満の小児

PPSV23：ニューモバックス®NP
2歳以上で肺炎球菌による重篤疾患に罹患する危険が高い者（脾摘

患者，脾機能不全者，心・呼吸器の慢性疾患，腎不全，肝機能障害，糖尿病，慢性髄液漏などの基礎疾患のある患者，高齢者，免疫抑制作用を有する治療が予定され治療開始まで14日以上の余裕のある患者）．特に脾摘患者については保険給付の対象

- 日本においては，PCV13接種の対象者は年齢制限によりかなり限定されています．一方，PPSV23接種の対象者は適応範囲が広いことがわかります．また，2014年10月より65歳以上の高齢者に対しPPSV23が定期接種化されました．よって，PPSV23の接種が基本になると考えて良いと思います．
- しかしながら，世界（特に米国）に目を向けてみると，PCV13とPPSV23を連続接種する考え方が広まってきています．
- では次に，米国での考え方と，それを受けた日本感染症学会/日本呼吸器学会合同委員会の考え方についてみていきます．

## 1 米国予防接種実施に関する諮問委員会（ACIP）の考え方[1]

- 65歳以上の高齢者についてはPCV13を接種し，1年以上の間隔をあけてPPSV23を接種することを基本としています．65歳未満の成人については，免疫不全のある場合を除きワクチン接種の対象とはしていません．注意すべきは，「免疫不全のある場合」のなかに慢性心疾患，慢性呼吸器疾患，糖尿病，アルコール依存，慢性肝臓病，肝硬変，喫煙のリスク因子をもつ患者さんは含まれないことです．上記のみでは，65歳未満の時点で肺炎球菌ワクチン接種の対象とはなりません．
- なお，PCV13，PPSV23の順での連続接種が原則としていますが，先にPPSV23を接種している場合のその後の接種方法については，図1[1]に示したような推奨となっています．
- 一方，免疫不全状態（先天的および後天的免疫不全，HIV感染，慢性腎不全，ネフローゼ症候群，白血病，悪性リンパ腫，悪性腫瘍，医原性免疫抑制，固形臓器移植，多発性骨髄腫），機能的または解

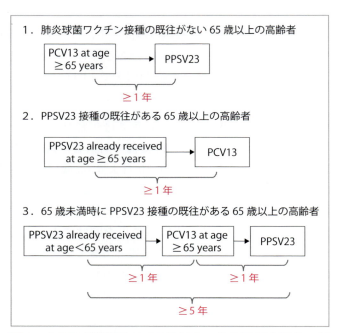

**図1　ACIPが推奨する65歳以上の免疫正常高齢者に対するPCV13，PPSV23接種の間隔**
(Kobayashi M, et al. : Intervals Between PCV13 and PPSV23 Vaccines: Recommendations of the Advisory Committee on Immunization Practices (ACIP). MMWR Morb Mortal Wkly Rep **64** : 944-947, 2015 より改変し引用)

剖学的無脾症，慢性髄液，人工内耳の成人については，PCV13を接種し，8週間以上の間隔をあけてPPSV23を接種することとしています（なお，先にPPSV23を接種した場合には，1年以上の間隔をあけてのPCV13接種を推奨しています[1]．

## 2 日本感染症学会/日本呼吸器学会合同委員会の考え方[2]

- 2015年1月に65歳以上の成人に対する肺炎球菌ワクチン接種の考え方を公表し（**図2**）[2]，その後2015年9月5日にアップデートをしています．図2から変更されたおもな点は，ACIPの推奨を取り入れ，PCV13接種からPPSV23接種までの間隔を「6か月〜4年」

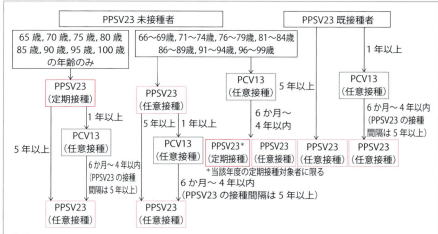

図2 **65歳以上の成人に対する肺炎球菌ワクチン接種の考え方（日本感染症学会/日本呼吸器学会合同委員会）（平成27〜30年度の接種）（2015年1月）**
〔日本呼吸器学会呼吸器ワクチン検討WG委員会/日本感染症学会ワクチン委員会・合同委員会：65歳以上の成人に対する肺炎球菌ワクチン接種に関する考え方．日本呼吸器学会・日本感染症学会（http://www.kansensho.or.jp/guidelines/o65haienV.html）より許諾を得て転載〕〔参照 2017-10-16〕

から「1年〜4年」に修正したことです．

- このなかでは，65歳以上の成人に対するPCV13の免疫原性，安全性に関する国内・国外のデータは認められるものの，臨床効果の成績はオランダにおける一報のみ[3]である点，またその費用対効果の解析も未実施である点を指摘しています．このため，合同委員会としては，現時点では65歳以上の成人におけるPCV13を含む肺炎球菌ワクチンのエビデンスに基づく指針を提示することは困難と判断しています．

- 一方合同委員会では,わが国の実地臨床医家に対して PCV13 接種の可能な選択肢を示すことが必要であり,おもに安全性の観点から「65 歳以上の成人における肺炎球菌ワクチン接種の考え方」として提示することとし,PCV13 についての記載を行っています.

## なぜ考え方が変わったか？

- なぜ,PCV13 と PPSV23 の連続接種という考え方が出てきたのでしょうか？ PPSV23 は T 細胞を介さずに直接 B 細胞を刺激するため,免疫記憶が得られず,免疫は数年後には減弱し,追加接種によるブースター効果がみられません.一方,PCV13 はキャリア蛋白に結合させることで,多糖体は T 細胞依存性に変換され,免疫記憶が得られ,追加接種によるブースター効果がみられるようになります.
- 海外およびわが国における 65 歳以上の成人における PCV13 単回接種 1 ヵ月後の血清オプソニン活性の検討結果から,PCV13 の免疫原性は PPSV23 のそれと同等もしくは優れていたとされています.また,海外における 65 歳以上の成人における PCV13 単回接種後の安全性については,重篤な副反応はまれで,副反応の頻度も PPSV23 と同等であったとされています.
- PPSV23 の利点としては,PCV13 と比較して多くの血清型（23 価 v.s. 13 価）をカバーしているということがあげられます.よって近年では,PCV13 の強い免疫力と PPSV23 の高い血清型カバー率を生かした,PCV13,PPSV23 の連続接種が推奨されるようになってきました.今後はこれらをもとに臨床データが蓄積され,報告が増えていくものと考えられます.

## この臨床試験がブレークスルー

- オランダで施行された無作為化プラセボ対照試験：CAPiTA 試験が PCV13 のエビデンスとして報告されています[3].

- 肺炎球菌ワクチン接種歴の既往がない 65 歳以上の高齢者 84,496 人を対象としています．平均年齢は 72.8 歳でした．介護施設，長期療養施設の入所者，免疫不全者は除外されています．
- その結果，菌血症を伴うワクチン血清型の市中肺炎を 45.6％予防，菌血症を伴わないワクチン血清型の市中肺炎を 45.0％予防，ワクチン血清型の侵襲性肺炎球菌感染症を 75.0％予防しました．

### 個人的な経験から言えば

- PCV13，PPSV23 の連続接種が推奨されるようになってきたとはいえ，特に外来患者さんについて，PCV13 と PPSV23 の使い分けは難しいと感じています．
- 受診される契機の多くが，自治体からの PPSV23 定期接種の案内です．その際に PCV13 を最初に接種すると，次の PPSV23 接種が定期接種の期間内にならず公費助成が受けられなくなることが多いのです．よって混乱をきたさないために，特に基礎疾患のない高齢者については PPSV23 定期接種を優先的に行うようにしています．
- 任意接種で来院された患者さんについては，PCV13，PPSV23 連続接種の選択肢もあることを提示するようにしています．
- 今後の課題として，わが国で PCV13 が接種可能なのは 65 歳以上の高齢者とされており，免疫不全のある患者であっても 65 歳未満の成人に対しては原則接種できないことがあげられます．この患者群に対する PCV13 接種の考え方をどのようにしたら良いか，考えていかなければならないと思っています．

### Take Home Message

- 65 歳以上の高齢者に対する PPSV23 定期接種の機会を逃さないようにすることが基本です．
- 特に肺炎球菌感染の高リスク患者に対しては，PCV13，PPSV23

の連続接種を検討します（間隔は原則として1年以上あけて：ACIP の推奨では免疫正常者では1年以上あけて，免疫不全者では8週間以上あけて）．

### ■ 文　献

1) Kobayashi M, et al. : Intervals Between PCV13 and PPSV23 Vaccines: Recommendations of the Advisory Committee on Immunization Practices（ACIP）. MMWR Morb Mortal Wkly Rep **64** : 944-947, 2015
2) 日本呼吸器学会呼吸器ワクチン検討 WG 委員会/日本感染症学会ワクチン委員会・合同委員会：65 歳以上の成人に対する肺炎球菌ワクチン接種に関する考え方．日本呼吸器学会・日本感染症学会
（http://www.kansensho.or.jp/guidelines/o65haienV.html）［参照 2017-10-16］
3) Bonten MJ, et al. : Polysaccharide conjugate vaccine against pneumococcal pneumonia in adults. N Engl J Med **372** : 1114-1125, 2015

# 33 インフルエンザの治療薬の使い分け

## 結論から先に

- ノイラミニダーゼ阻害薬（NAIs）はインフルエンザ感染細胞の拡大を抑える薬剤であり，発症早期（48時間以内）の治療開始が重要です．
- 各NAIsの治療効果はおおむね変わらず，おもに全身症状，年齢，投与経路を考慮して選択します．
- 流行期にインフルエンザ様症状を呈した症例は高率（80％）でインフルエンザであり，迅速キット陰性でもインフルエンザの可能性は五分五分のため治療を考慮します．
- 一方，「インフルエンザ流行期には"誤診が増える"」ことも念頭に置き，慎重な対応が必要です．
- インフルエンザ重症例の多くは発症早期は軽症であり，4～5日目に重症化するため，軽症例でも治療を推奨します．治療開始後に悪化した際には再診するよう説明することも重要です．

## 抗インフルエンザ薬の作用機序

- インフルエンザウイルスは宿主細胞に①吸着・侵入・脱殻，②細胞内で増殖（RNA複製），③細胞から遊離し，ウイルス血症を起こします．このとき強い悪寒とともに高熱や筋肉痛，頭痛などの激しい全身症状，および上気道・下気道症状などのインフルエンザ様症状（influenza-like illness：ILI）で発症します．
- アマンタジン（シンメトレル®）はウイルスの脱殻を阻害しますが，耐性ウイルスの増加により現在使用されていません．

- RNA複製を阻害するファビピラビル（アビガン®）はもっとも抗ウイルス活性が強く，高病原性鳥インフルエンザにも効果が期待されています．副作用の問題で，新型インフルエンザなどの出現で国が使用可と判断した場合にのみ使用が許可される位置づけになっています．
- 現在臨床現場で使用できる抗インフルエンザ薬はNAIsの4剤（表1）[1]です．ウイルス感染細胞から遊離を阻害してウイルスの増殖

**表1 ノイラミニダーゼ阻害薬（NAIs）の比較**

|  | オセルタミビル | ザナミビル | ラニナミビル | ペラミビル |
|---|---|---|---|---|
| 投与経路 | 内服 | 吸入 | 吸入 | 静注 |
| 投与期間 | 5日間 | 5日間 | 単回 | 単回 |
| 用量（成人） | 75 mg<br>1日2回 | 10 mg<br>1日2回 | 40 mg | 300〜600 mg |
| 用量（小児） | 2 mg/kg<br>1日2回 | 10 mg<br>1日2回 | 10歳未満：20 mg<br>10歳以上：40 mg | 10 mg/kg |
| 腎機能低下例での用量調整 | 要 | 不要 | 不要 | 要 |
| 通常感染 | ○ | ○ | ○ | 他剤が使用できない場合 |
| 妊婦・授乳 | ○ | ○ | △ | 未承認 |
| 肺炎例 | ○ | 勧められない | 勧められない | 他剤が使用できない場合 |
| 喘息例 | ○ | 気管支拡張薬前投与 | 気管支拡張薬前投与 | 他剤が使用できない場合 |
| 重症例 | ○増量可 | × | × | 増量・連投可 |
| 使用経験<br>エビデンス | 最多 | 多 | 少 | 少 |
| 予防投薬の適応<br>（保険適用外） | ○<br>75 mg<br>7〜10日間 | ○<br>10 mg<br>10日間 | ○<br>10歳未満：20 mg<br>10歳以上：40 mg | × |
| 備考 | 10歳代は原則使用不可 |  |  |  |

（鍋谷大二郎，ほか：呼吸器内科医からみたインフルエンザの治療．インフルエンザ17：29-34, 2016 より改変し引用）

を抑える薬剤であり，感染初期（48時間以内）に治療開始することが重要です．
- 麻黄湯の抗インフルエンザ作用の機序は未解明ですが，NAIsと比し同等以上の解熱効果を有することがわかっています．

## 抗インフルエンザ薬の選択

- アマンタジンは耐性ウイルスの増加により使用不可となっています．
- NAIsは2009年のパンデミック時における多数の観察研究やRCT[2]で，早期治療による重症化抑制効果や入院抑制効果が示され，抗インフルエンザ薬の主役となっています．
- 発症早期には重症化するか否かの見極めは困難であり，早期からの積極的なNAIs投与が推奨されます[3]．
- 治療効果における各NAIsの優位性を示すエビデンスは存在しないため，全身状態，年齢，投与経路などにより選択します．
- オセルタミビルは軽症・重症いずれにおいてもエビデンスが多く，10歳代を除き第一選択薬です．
- 吸入薬の2剤（ザナミビル，ラニナミビル）は，異常行動の懸念からオセルタミビルが使用できない10歳代での使用が好まれます．一方，小児や高齢者では吸入困難な可能性を考慮する必要があります．気管支攣縮を誘発しうるため，気管支拡張薬を前投薬します．肺炎合併例では，吸入しても薬剤が肺内に均等に分布しないため推奨されません．
- 静注薬であるペラミビルは，経口・吸入投与が困難で他剤が使用できない症例において使用されます．
- 妊婦における催奇形性や有害反応はほぼ否定されており，妊娠全期間中および授乳中も投与可能です．特に妊婦は重症化ハイリスク群であり，積極的なNAIs投与が推奨されます．
- アドヒアランス不良が懸念される例では，ラニナミビル吸入やペラミビル静注の1回投与で治療終了が可能です．
- 麻黄湯は関節痛や筋肉痛，寒気の強い場合（NAIsと併用可）や10

歳代でオセルタミビルが使用しづらい場合，迅速キット陰性例などで適応が考えられます．ただしエフェドリン含有のため，虚弱高齢者や慢性心不全例，妊婦などでは避けるべきです．
- 解熱薬はおおむね不要と思われますが，特に小児ではアスピリンやNSAIDs で Reye 症候群を誘発しうるので禁忌です．アセトアミノフェン（カロナール®）が使用できます．

## インフルエンザの具体的な診断は？

- 流行期に ILI を呈した場合，高率（80％）でインフルエンザです．
- 迅速キットで陽性例⇒インフルエンザです．
- 迅速キットで陰性例⇒インフルエンザはまだ否定できません．流行期の ILI 症例では，検査前確率が高い（80％）場合，陰性例でも60％程の可能性があります．
- 特に発症早期（12 時間以内）は鼻咽頭でのウイルス増殖が少なく，偽陰性になりやすいため判断に苦慮します．
- 従来からインフルエンザに特徴的な症状や身体所見はないとされていましたが，咽頭後壁のリンパ濾胞は発症早期〔5.3 時間（中央値）〕からみられ，早期診断可能（感度 95.46％，特異度 98.42％，陽性的中率 91％，陰性的中率 100％）とする報告[4]があり，早期診断への有用性が期待されます．
- 咽頭後壁のリンパ濾胞は他のウイルス感染でもみられますが，インフルエンザでみられるリンパ濾胞（インフルエンザ濾胞）の特徴を表 2[5]にあげます．インフルエンザでは感染から発症までの時間がきわめて短いこと，ウイルスの感染が咽頭粘膜や上気道粘膜に同時多発的に起こることから，リンパ濾胞もほぼ同大，融合傾向はなく，立ち上がりが急峻な，緊満した，光沢のある，「できたてのリンパ濾胞」が観察されます．

表2 典型的なインフルエンザ濾胞の特徴

| 発症後の時間 | 3時間以下 | 6〜24時間 | 2〜3日 |
|---|---|---|---|
| 大きさ | 1 mm | ほぼ同大 2 mm | 2〜3 mm |
| 形状 | 境界明瞭な立ち上がり | | 裾野がわずかに広がり平坦化 |
| 光沢・透明感 | 緊満して光沢，透明感あり | | 光沢や透明感が消失 |
| 色調 | 淡紅色（いわゆる"イクラ"状） | | 紅色変化 |
| 周囲粘膜との色調変化 | 明瞭 | | より明瞭 |
| 分布 | 個々の濾胞は独立 | | 一部濾胞が融合 |

※他のウイルスでみられる咽頭後壁のリンパ濾胞では初期から多形性，融合性，周囲粘膜との色調変化が不明瞭などがみられる．
〔宮本明彦，ほか：咽頭の診察所見（インフルエンザ濾胞）の意味と価値の考察．日大医学雑誌 72：11-18，2013 より引用〕

> **迅速キット陰性例⇒"冬季の高熱患者では誤診が増える"と他疾患を念頭に置く**

- インフルエンザ以外で ILI をきたす疾患は少なくなく，迅速キットが陰性の場合には他の疾患も考慮します．小児では他のウイルス性疾患や髄膜炎，中耳炎など，高齢者では肺炎や腎盂腎炎，胆道感染症がおもな鑑別疾患になります（表3）．
- 熱源がわからないときは，「眼，耳，鼻，口，肛門（前立腺炎や肛門周囲炎）など"孔の周り"」のチェックや，「靴下を脱がせてみる（なぜか教えてくれない"蜂窩織炎"）」ことを思い出しましょう．これらは内科の守備範囲から外れているため，見落としやすい部位です．
- 重症例では，まれだが危険な疾患も想起したいです（表4）．

### 表3 ILIを呈するおもな鑑別疾患

| | | |
|---|---|---|
| 呼吸器症状を伴う発熱性疾患 | 咽頭痛が主体の疾患 | ・ウイルス性咽頭炎〔ライノウイルス，RSウイルス，アデノウイルス，ヒトメタニューモウイルス（human metapneumovirus：hMPV），麻疹・水痘初期など〕，伝染性単核球症（EBウイルス，サイトメガロウイルス，HIVなど），溶連菌感染症，亜急性甲状腺炎など |
| | 咳が主体の疾患 | ・肺炎〔インフルエンザ（原発性・二次性），肺炎球菌，マイコプラズマなど〕，COPD増悪 |
| 局所症状に乏しい発熱性疾患群 | | ・中枢神経疾患（髄膜炎，脳炎）<br>・高齢者肺炎<br>・腹腔内感染症（胆道感染症，肝膿瘍，ウイルス性肝炎，カンピロバクター腸炎初期，憩室炎など）<br>・尿路感染症（腎盂腎炎，急性前立腺炎など）<br>・血流感染（敗血症，心内膜炎・心筋炎，カテーテル関連血流感染など）<br>・その他（水痘・麻疹・風疹，ツツガムシ病，サルモネラ，レジオネラ，レプトスピラ，ブルセラなど）<br>・旅行者発熱（マラリア，腸チフス，デング熱など）<br>・感染症以外〔薬剤熱，無痛性甲状腺炎，成人発症Still病，リウマチ性多発筋痛症（polymyalgia rheumatica：PMR）・側頭動脈炎（temporal arteritis：TA），リウマチ熱など〕 |
| 局所所見が内科の守備範囲から外れているために見逃しやすい疾患群 | | ・耳鼻科領域（中耳炎，副鼻腔炎）<br>・整形外科疾患（骨髄炎など）<br>・皮膚疾患〔蜂窩織炎，トキシックショック症候群（TSS），Stevens-Johnson症候群など〕<br>・婦人科疾患（子宮付属器炎など）<br>・普段診ない部位の感染症（歯髄炎，乳腺炎，急性前立腺炎，肛門周囲炎など） |

### 表4 まれだが致命的な転帰をきたしうる発熱性疾患

| | |
|---|---|
| 5 killer sore throat | 急性喉頭蓋炎，扁桃周囲炎，咽後膿瘍，Ludwigアンギーナ，Lemierre症候群 |
| まれだが致命的な転機をきたしうる発熱性疾患 | A—Airway：上記5 killer sore throat<br>B—Brain：脳炎・髄膜炎<br>　—Blood：敗血症（特に摘脾後の劇症敗血症）<br>　—HBV：劇症肝炎（HBV）<br>C—Cardiac：心筋炎，心内膜炎<br>D—Dermatitis：TSS<br>　—Drug：Stevens-Johnson症候群・抗甲状腺薬や抗悪性腫瘍薬による顆粒球減少症<br>E—Endocrine：劇症1型糖尿病，急性副腎不全<br>F—Foreign：旅行者発熱（マラリア，腸チフス，デング熱など） |

**Take Home Message**

- インフルエンザ流行期の ILI の多くはインフルエンザです．
- 重症化の予測は困難であり，軽症例でも早期治療することが大切です．
- インフルエンザの流行時期は誤診が多く，迅速キット陰性例であっても注意が必要です．
- 迅速キットが苦手とする発症早期（12 時間以内）では，咽頭後壁リンパ濾胞を探します．
- 重症例の多くは軽症例が 4 〜 5 日後に悪化したものであるため，悪化時には再診を指示します．

### 文　献

1) 鍋谷大二郎，ほか：呼吸器内科医からみたインフルエンザの治療．インフルエンザ **17**：29-34, 2016
2) Dobson J, et al.：Oseltamivir treatment for influenza in adults：a meta-analysis of randomised controlled trials. Lancet **385**：1729-1737, 2015
3) 渡辺　彰：インフルエンザ治療薬．インフルエンザ診療ガイド 2016-2017，菅谷憲夫，ほか（編），日本医事新報社，東京，p134-148, 2016
4) Miyamoto A, et al.：Posterior pharyngeal wall follicles as early diagnostic marker for seasonal and novel influenza. General Medicine **12**：51-60, 2011
5) 宮本明彦，ほか：咽頭の診察所見（インフルエンザ濾胞）の意味と価値の考察．日大医学雑誌 **72**：11-18, 2013

# 索 引

## 和 文

### あ, い

アレルギー性鼻炎　141
医療・介護関連肺炎（NHCAP）　88
咽頭炎　18
咽頭蓋炎　19
咽頭周囲膿瘍　19
インフルエンザ　20, 213

### え, お

エコノミークラス症候群　148
嚥下障害　90
オシメルチニブ　98
オマリズマブ　173
　——，作用機序　175

### か

咳嗽　3
　乾性——　5
　感染後——　70, 77
　感染性——　77
　急性——　5, 70, 77
　湿性——　5
　遷延性——　5, 70, 77
　——，分類　5
　慢性——　5, 70, 77
（喀）痰　2
かぜ　16
過敏性肺炎　15
花粉症　141
間質性肺炎　13
乾性咳嗽　5
感染後咳嗽　70, 77

感染性咳嗽　77

### き

気管支温熱療法　154
気管支拡張薬　64
気管支サーモプラスティ（BT）　154
気管支充填術　123
気管支喘息　55
　——，症状　57
　——治療ステップ　57
急性咳嗽　5, 70, 77
急性気管支炎　16
急性細菌性鼻・副鼻腔炎　20
急性鼻・副鼻腔炎　19
吸入指導　59
吸入薬　56
　——，デバイス　58
胸腔造影　127
共振周波数（Fres）　130
胸膜癒着術　123
局所麻酔下胸腔鏡手術　127
去痰薬　7, 9
禁煙　110, 181

### こ

抗核抗体　14
膠原病　14
好酸球性副鼻腔炎　142
　——，診断基準　144
　——，重症度分類　145
抗線維化薬　116
行動変容ステージモデル　182
誤嚥　90
　——性肺炎　89
呼気 CO 濃度　10, 12

220

呼気 NO 濃度　10
呼吸インピーダンス（Zrs）　129
呼吸周期依存性　131
呼吸抵抗（Rrs）　129
呼吸リアクタンス（Xrs）　129

## さ，し

細菌性肺炎　25
在宅酸素療法（HOT）　108, 110
市中肺炎　22
　　──原因菌検査　24
湿性咳嗽　5
周波数依存性　130
腫瘍マーカー　83
身体活動性　114

## す〜そ

睡眠時無呼吸症候群（SAS）　165
咳　2
　　──受容体　3
　　──喘息　71, 74
舌下免疫療法　193
遷延性咳嗽　5, 70, 77
潜在性結核感染症（LTBI）　31, 33
続発性気胸　122

## た，ち

タバコ関連疾患　181
鎮咳薬　6
　中枢性──　6, 73
　末梢性──　6

## て，と

伝染性単核球症　19
特発性肺線維症（IPF）　116

## に

日本語版 ESS　166
ニンテダニブ　116, 119

## は

肺炎　17
　医療・介護関連──（NHCAP）　88
　MTX──　188
　過敏性──　15
　間質性──　13
　誤嚥性──　89
　細菌性──　25
　市中──　22
　非定型──　23, 25
　マイコプラズマ──　80
　──球菌ワクチン　92, 206
肺癌検診　160
肺結核　29
肺血栓塞栓症（PE）　147
肺 MAC 症　36

## ひ

非侵襲的陽圧換気療法（NPPV）　135
非定型肺炎　23, 25
びまん性汎細気管支炎（DPB）　42
百日咳　17, 79
　　──，診断基準　79
ピルフェニドン　116, 118

## ふ，へ

副鼻腔気管支症候群（SBS）　71, 74
普通感冒　20
分子標的薬　96
閉塞型睡眠時無呼吸症候群（OSAS）　165

## ま

マイコプラズマ肺炎　80
マクロライド少量長期療法　47
末梢性鎮咳薬　6
慢性咳嗽　5, 70, 77
　──，診断フローチャート　75
　──，治療　74
慢性閉塞性肺疾患（COPD）　108, 180

## む, め

ムスカリン受容体拮抗薬　64
メポリズマブ　173
　──，作用機序　175

## 欧文・数字

A-DROP システム　25
ALK 阻害薬　101
*ALK* 融合遺伝子転座　96
AOCOPD-BundleS　199
asthma-COPD overlap syndrome（ACOS）　198
$\beta_2$ 刺激薬　65
bronchial thermoplasty（BT）　154
CEA　84
Centor スコア　18
chronic obstructive pulmonary disease（COPD）　108, 180
cough hypersensitivity syndrome　75
diffuse panbronchiolitis（DPB）　42
*EGFR* 遺伝子変異　96
EGFR 阻害薬　101
Endobronchial Watanabe Spigot（EWS）　122, 124
GERD　71, 74
GOLD　201
home oxygen therapy（HOT）　108, 110
ICS　57
idiopathic pulmonary fibrosis（IPF）　116
impulse oscillation system（IOS）　128
interferon gamma release assay（IGRA）　32
LABA　65
　── と LAMA の配合剤　66
LAMA　64
latent tuberculosis infection（LTBI）　31, 33
Lemierre 症候群　19
McIsaac スコア　18
MostGraph®　132
MTX 肺炎　188
NHCAP　88
noninvasive positive pressure ventilation（NPPV）　135
PCV13　206
PPSV23　206
pulmonary thromboembolism（PE）　147
resonant frequency（Fres）　130
respiratory impedance（Zrs）　129
respiratory reactance（Xrs）　129
respiratory resistance（Rrs）　129
SAMA　64
sinobronchial syndrome（SBS）　71, 74
sleep apnea syndrome（SAS）　165
　obstructive ──（OSAS）　165

むかしの頭で診ていませんか？ 呼吸器診療をスッキリまとめました

| 2017年11月15日　第1刷発行 | 編集者　滝澤　始 |
| --- | --- |
| 2020年 2月25日　第3刷発行 | 発行者　小立鉦彦 |
| | 発行所　株式会社　南 江 堂 |
| | 〒113-8410 東京都文京区本郷三丁目42番6号 |
| | ☎（出版）03-3811-7236　（営業）03-3811-7239 |
| | ホームページ https://www.nankodo.co.jp/ |
| | 印刷・製本　壮光舎印刷 |
| | 装丁　花村 広 |

Learn Clinical Pneumology in Fast and Easy Way
ⓒNankodo Co., Ltd., 2017

Printed and Bound in Japan
ISBN978-4-524-25114-8

定価は表紙に表示してあります．
落丁・乱丁の場合はお取り替えいたします．
ご意見・お問い合わせはホームページまでお寄せください．

本書の無断複写を禁じます．

|JCOPY|〈出版者著作権管理機構　委託出版物〉

本書の無断複写は，著作権法上での例外を除き，禁じられています．複写される場合は，そのつど事前に，出版者著作権管理機構（電話 03-5244-5088，FAX 03-5244-5089，e-mail: info@jcopy.or.jp）の許諾を得てください．

本書をスキャン，デジタルデータ化するなどの複製を無許諾で行う行為は，著作権法上での限られた例外（「私的使用のための複製」など）を除き禁じられています．大学，病院，企業などにおいて，内部的に業務上使用する目的で上記の行為を行うことは私的使用には該当せず違法です．また私的使用のためであっても，代行業者等の第三者に依頼して上記の行為を行うことは違法です．

# 「専門ではない」けれども「診る機会がある」あなたへ

日常の診療に役立つ知っておくと便利な各領域の知識をスッキリとまとめました．
①各項目の冒頭に結論を掲載 ②一般臨床医が遭遇する可能性が高い病態に絞って解説
③「具体的にどうするのか」「なぜ考え方が変わったのか」など，要点をギュッと凝縮．
「○○は専門ではない」けれども「○○を診る機会がある」あなたに．

## むかしの頭で診ていませんか？

●編集　森　保道
　　　　大西由希子

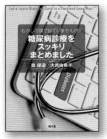

### むかしの頭で診ていませんか？
## 糖尿病診療をスッキリまとめました

・ブドウ糖負荷試験はどういうときに実施すれば良いのか？
・インスリン分泌能やインスリン抵抗性はどのように判断するのか？
・食事・運動療法を守ってもらえないときはどうするのか？
・次々と新薬が発売されて網羅しきれない．昔からある薬の出番は？
・なぜ，HbA1c を 7％未満にしなければいけないのか？
・誰でも HbA1c を 7％未満にしなければいけないのか？
等，簡単なようでむずかしい糖尿病診療を，改めてスッキリとまとめた．

本書（「序文」より一部引用）

■A5 判・246 頁　2017.12．ISBN978-4-524-25552-8　定価（本体 3,800 円＋税）

### むかしの頭で診ていませんか？
## 血液診療をスッキリまとめました

●編集　神田善伸

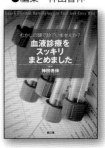

●本書では，貧血の診断と治療，血液検査データの読み方，リンパ節腫脹の診断などのように，一般内科診療においても必ず一定の頻度で遭遇するクリニカル・クエスチョンに絞り込み，それぞれ比較的若い世代の血液専門医に，専門的な内容に偏らないように執筆していただきました．

■A5 判・210 頁　2017.10．ISBN978-4-524-25615-0　定価（本体 3,800 円＋税）

●編集　村川裕二

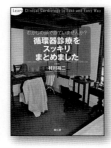

### むかしの頭で診ていませんか？
## 循環器診療をスッキリまとめました

●各項目の冒頭に結論を書きました．
　「ああでもないこうでもない」という議論のあとに結論があっては，メッセージが見えにくくなるからです．
●循環器疾患をすべて扱っているわけではありません．
　「出会う可能性が高い」病態だけ扱っています．むずかしい疾患，まれな疾患に心を悩ますのはムダだと思ったからです．
●それぞれのスペシャリストに，「凝縮する」ことをお願いしました．

本書（「序文」より一部引用）

■A5 判・248 頁　2015.8．ISBN978-4-524-25811-6　定価（本体 3,800 円＋税）